# OTORRINOLARINGOLOGÍA EN ATENCIÓN PRIMARIA DE SALUD

# OTORRINOLARINGOLOGÍA EN ATENCIÓN PRIMARIA DE SALUD

*Christian Cárdenas, María Belén Rueda, Marco Antonio Cisneros, Carla Tovar, Ibeth Rivera*
*Jefferson Murillo, Ana María Naranjo, Cristian Romero, Marco Bastidas*
*Nathaly Rubira, Ana Cristina Chiliquinga, Ramiro Navarrete*
*María Fernanda Pazmiño, Santiago Herrera*
*Alex Siza, Mariasol Vinueza, Giovanny Recalde*

DOI  10.47052/9789566090168

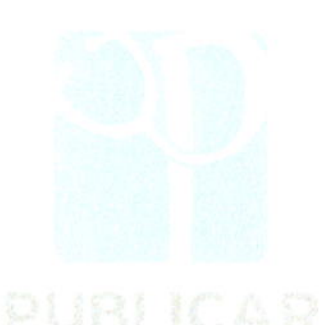

2020 Publicar Editorial Médica
Diseño de Portada: Julio Álvarez
**ISBN: 978-956-6090-16-8**
Impreso en Ecuador - Printed in Ecuador

# ÍNDICE DE AUTORES

## AUTORES

**Christian Flavio Cárdenas Quihuiri**
Título de Médico por la Universidad Central del Ecuador
Especialista Zonal de Provisión de Servicios de Salud
Coordinador Zonal 2 – Salud
*Semiología y Anatomía De Vía Aérea Superior y Oído*

**María Belén Rueda Espinoza**
Título de Médica por la Pontificia Universidad Católica del Ecuador
Médica de la Universidad Regional Autónoma de los Andes
*Parálisis Facial Periférica*

**Marco Antonio Cisneros Abarca**
Título de Médico por la Universidad Nacional de Chimborazo
Médico residente del Hospital José María Velasco Ibarra del Tena
*Hipoacusia*

**Carla Estefanía Tovar Noroña**
Título de Médica Cirujana por la Pontificia Universidad Católica del Ecuador
Médica en libre ejercicio de la profesión
*Otitis Externa*

**Ibeth Estefanía Rivera Moreno**
Título de Médica General por la Universidad Católica de Santiago de Guayaquil
Médica en libre ejercicio de la profesión
*Otitis Media Aguda*

**Jefferson Eduardo Murillo Leiton**
Título de Médico General por la Universidad de Guayaquil
Médico residente del Hospital General IEES Babahoyo
*Síndrome Vertiginoso*

**Ana María Naranjo López**
Título de Médica por la Universidad Central del Ecuador
Médica en EMI Ecuador S.A. – Empresa de medicina integral
*Sinusitis*

**Cristian Miguel Romero Villegas**
Título de Médico por la Universidad Central del Ecuador
Médico del Centro de Especialidades BAMAS – Fuerza Aérea Ecuatoriana
*Rinitis*

**Marco Antonio Bastidas Enriquez**
Título de Médico General por la Universidad Nacional de Chimborazo
Médico residente de cuidados intensivos del Hospital de Especialidades Carlos Andrade Marín
*Adenoiditis*

**Nathaly Denisse Rubira Pazmiño**
Título de Médica por la Universidad Central del Ecuador
Médico residente del Hospital Gineco-Obstétrico Pediátrico Luz Elena Arismendi
*Fractura De Los Huesos Propios De La Nariz*

**Ana Cristina Chiliquinga Carvajal**
Título de Médica Cirujana por la Pontificia Universidad Católica del Ecuador
Médica residente del Hospital Metropolitano
*Epistaxis*

**Ramiro Daniel Navarrete Velasco**
Título de Médico General por la Universidad Técnica de Ambato
Director médico del Centro Médico Navarrete
Médico residente del Hospital General IESS Quito Sur
Jefe de residentes en Clínica San Cayetano
*Amigdalitis y Faringitis Aguda y Recurrente*

**María Fernanda Pazmiño Jarrín**
Título de Médica general por la Universidad Tecnológica Equinoccial
Médica residente del Hospital Psiquiátrico Especializado Julio Endara
*Apnea Del Sueño*

**Santiago Xavier Herrera Medrano**
Título de Médico por la Pontificia Universidad Católica del Ecuador
Médico residente del Hospital Psiquiátrico Especializado Julio Endara
*Laringomalacia*

**Alex David Siza Duarte**
Título de Médico por la Universidad Central del Ecuador
Médico residente del Hospital General IESS - San Francisco de Quito
*Parálisis De Las Cuerdas Vocales*

**Maríasol Cecilia Vinueza Andrade**
Título de Médica General por la Universidad de Guayaquil
Médica residente del Hospital Docente de Ambato
*Cuerpo Extraño En Vías Aéreas Superiores*

**Giovanny Marcelo Recalde Zurita**
Título de Médico por la Universidad Central del Ecuador
Médico residente de la unidad de cuidados intensivos del Hospital Marco
Vinicio Iza – Lago Agrio
*Traqueostomía*

# ÍNDICE


1.*Christian Flavio Cárdenas Quihuiri*     13
**Semiología y Anatomía De Vía Aérea Superior y Oído**

2.*María Belén Rueda Espinoza*     31
**Parálisis Facial Periférica**

3.*Marco Antonio Cisneros Abarca*     49
**Hipoacusia**

4.*Carla Estefanía Tovar Noroña*     65
**Otitis Externa**

5.*Ibeth Estefanía Rivera Moreno*     79
**Otitis Media Aguda**

6.*Jefferson Eduardo Murillo Leiton*     91
**Síndrome Vertiginoso**

7.*Ana María Naranjo López*     103
**Sinusitis**

8.*Cristian Miguel Romero Villegas*     125
**Rinitis**

9.*Marco Antonio Bastidas Enriquez*     137
**Adenoiditis**

10.*Nathaly Denisse Rubira Pazmiño*     155
**Fractura De Los Huesos Propios De La Nariz**

11.*Ana Cristina Chiliquinga Carvajal*     169
**Epistaxis**

12.*Ramiro Daniel Navarrete Velasco*     185
**Amigdalitis y Faringitis Aguda y Recurrente**

13.*María Fernanda Pazmiño Jarrín*     197
**Apnea Del Sueño**

14.*Santiago Xavier Herrera Medrano*     205
**Laringomalacia**

15.*Alex David Siza Duarte*     213
**Parálisis De Las Cuerdas Vocales**

16.*Maríasol Cecilia Vinueza Andrade*     225
**Cuerpo Extraño En Vías Aéreas Superiores**

17.*Giovanny Marcelo Recalde Zurita*     247
**Traqueostomía**

# CAPÍTULO 1

## Christian Flavio Cárdenas Quihuiri
*Semiología y Anatomía De Vía Aérea Superior y Oído*

**Oído**

La estructura de una oreja se encuentra principalmente en el hueso temporal, de afuera hacia adentro: oído externo → membrana timpánica (membrana timpánica) → oído medio → ventana oval (ventana oval) → oído interno (oído interno) (Drake, 2020, págs. 20-24)

**Oído Externo**

El pabellón auricular vibra en el aire para capturar el sonido. Luego, el sonido se envía desde el canal auditivo al tímpano a través de la vibración, y luego el sonido se envía al oído medio.

La torcedura o el curso curvo del conducto auditivo externo es causado por la estructura del cartílago. Las paredes del canal auditivo están reforzadas en la sección externa por cartílago o por huesos en la sección medial adicional. Ambas secciones están ligeramente inclinadas una hacia la otra. Esta sección ósea interna también se conoce como canal auditivo y pasa a través del hueso temporal en la parte timpánica con la parte escamosa del hueso temporal. (Netter, 2019)

**Oído Medio**

Los tres huesecillos auditivos son cada martillo, hueso de perforación y estribo, que reciben la vibración del tímpano y convierten el sonido en el oído interno.

**Oído Interno**

oído medio: el tímpano (membrana timpánica) y la ventana oval (ventana ovalada) para los círculos externo e interno, el medio de tres pequeños huesos auditivos (huesecillos) es responsable del contacto y el impulso.

**Martillo:** conecta la membrana timpánica hacia adelante, y el tensor del tímpano está unido a ella y puede contraerse medial y anteriormente.

**Yunque:** transmite la vibración del martillo al estribo.

**Estribo:** conecte la ventana ovalada (ventana oval) hacia atrás, sujete el músculo estapedio a ella y contraiga hacia afuera.

Cuando la entrada de sonido es demasiado grande, la amplitud de la membrana timpánica es demasiado grande, lo que estimulará al sistema nervioso central para dar órdenes al V par craneal y al par craneal VII, lo que hará que el tensor del tímpano y el estapedio. Se contraigan y reduzcan la membrana timpánica y el óvalo. La vibración de la ventana debilita el sonido transmitido al oído interno Las células de las vellosidades de la cóclea transforman las vibraciones en impulsos nerviosos.

El canal auditivo está irrigado por la arteria auricular profunda, que es una rama de la arteria maxilar. Además, los vasos que intervienen en la irrigación de la aurícula también van al conducto auditivo (arteria temporal superficial y, a menudo, arterias auriculares posterior y Rami auriculares anteriores).

**Suministro e Inervación Vascular**
El canal auditivo está sensiblemente inervado a través de los nervios auriculotemporal y auriculus magnus, que también inervan la aurícula. Además, fibras del IX. Nervio craneal (nervio glosofaríngeo), así como una rama del X par craneal (nervio vago), el Ramas auricular involucrado.

Ejemplo de irritación: "Enjuagar el canal auditivo con agua tibia, por ejemplo, al limpiar cerumen, puede irritar el nervio vago. Esto puede provocar náuseas o tos."

**Nariz**
Para muchas personas, la nariz es una de las características de identificación visual más importantes, está ubicada justo en el centro de la cara y actúa como la parte externa de las vías respiratorias. Además, también es de gran importancia para el sistema inmunológico del organismo. Detrás está la faringe, que contiene tanto la tráquea como el esófago.

La nariz tiene muchas formas y tamaños diferentes. Cada persona tiene un ejemplar único. Sin embargo, siempre consta de huesos y cartílagos. También tiene una parte exterior e interior. Ambos se dividen en las siguientes áreas:
• Vestíbulo nasal
• Conducto nasal
• Nervios olfatorios
• Cartílago triangular
• Cartílago alar

Cartílago septal

**La Parte Exterior de la Nariz**
La cubierta exterior del órgano olfatorio se compone principalmente de tejido óseo y cartilaginoso. Varios huesos rígidos que tienen numerosos procesos forman su base. Algunas de las extensiones van hacia el maxilar mientras que otras van hacia el hueso frontal. El llamado hueso nasal todavía se encuentra directamente entre los ojos. Debido a su ubicación central, a menudo se ve afectado por lesiones y fracturas. (Richard N Mitchell, 2017)

Los huesos ocupan muy poco espacio dentro de la nariz. Una parte significativamente mayor está llena de cartílago. Son muy flexibles y protegen los huesos de lesiones. Sin embargo, la nariz no solo tiene un único cartílago coherente, sino numerosos elementos individuales, que en la mayoría de los casos se crean en pares.

El cartílago triangular y el cartílago de la punta nasal son los responsables de la forma característica de la nariz. Ambos protegen el esqueleto y mantienen la nariz en forma. Los cartílagos alares, en cambio, dan forma a las fosas nasales y les dan el soporte necesario. Además, también tiene lo que se conoce como cartílago septal. Este surge del hueso y divide la nariz en dos espacios diferentes.

**La Parte Interna de la Nariz**
Las dos fosas nasales proporcionan acceso a la nariz interna. Esto incluye la cavidad nasal, que está separada por el tabique nasal en dos mitades idealmente simétricas, la cavidad nasal izquierda y derecha. Cada uno de los dos consta de un vestíbulo y una cavidad nasal principal, que están delimitados por un pliegue arqueado de membrana mucosa.

El tabique nasal tiene una sección cartilaginosa (lámina cuadrangular) y una parte posterior ósea (lámina perpendicular). El borde frontal del tabique nasal se abre hacia el puente nasal. El interior de la nariz está bien abastecido de sangre. En la parte frontal del tabique nasal, se encuentra una trenza de tendido de vasos sanguíneos superficiales, que tiene lugar, por ejemplo, el locus Kiebelbach, que es una causa común de hemorragias nasales inofensivas.

Un pasaje nasal corre debajo de cada uno de los tres cornetes. El más bajo de los tres conductos conduce al conducto lagrimal. Por lo tanto, parte del líquido lagrimal se drena a través de este. Mientras que el pasaje superior solo está conectado a un seno paranasal, el pasaje del medio conduce a tres senos paranasales. En la parte posterior de la cavidad nasal principal también se encuentran los dos llamados coanas. Son aberturas que transportan el aire a través de la tráquea hasta los pulmones.

Entre los cornetes están los tres conductos nasales: el superior entre el cornete superior y el medio, el medio entre el cornete medio e inferior y el conducto nasal inferior entre el cornete inferior y el paladar. El techo de las principales cavidades nasales está formado por el hueso nasal, el cuerpo del hueso esfenoides y parte del hueso etmoides. El paladar duro forma la base de las principales cavidades nasales.

**Irrigación de la Nariz**
La nariz está irrigada por ramas arteriales de la arteria carótida externa y la arteria carótida interna. De la arteria carótida externa se originan la arteria esfenopalatina, la arteria palatina mayor, la arteria labial superior y la rama nasal lateral de la arteria facial. Todos ellos irrigan principalmente el vestíbulo nasal, la región respiratoria de la cavidad nasal y la nariz exterior (punta de la nariz y puente de la nariz).

La arteria carótida interna emite las arterias etmoidales anterior y posterior, que también irrigan la punta de la nariz y otras partes de la nariz externa. Algunas de las ramas de las arterias carótidas externa e interna se anastomosan con la porción anterior de la pared nasal medial. (John T. Hansen, 2020)

**Inervación de la Nariz**
La nariz está inervada por los siguientes tres nervios craneales:
El sentido del olfato se percibe a través del nervio olfatorio (par craneal I.)
El nervio trigémino (V par craneal) proporciona inervación sensible.

Las glándulas serosas de la mucosa nasal, que componen las secreciones nasales, están inervadas por las fibras parasimpáticas del nervio facial (nervio urinario VII.). En la nariz, la inervación simpática es la principal responsable de regular el suministro de sangre y proviene del segmento del nervio espinal (Fustinioni, 2017)

**Senos Paranasales**
Los senos paranasales, que están revestidos con una membrana mucosa, son parte de los llamados huesos que contienen aire.

Están conectados a la cavidad principal de la nariz y así sirven para humedecer y calentar el aire que respiramos, así como un cuerpo de resonancia y sonido para la formación del lenguaje.

La estructura de los senos paranasales corresponde:
Senos mallares: Ubicado en el cuerpo del maxilar; Tiene un volumen de unos 12-15 cm. es el mayor de los senos paranasales. En los adultos se describe como una pirámide de cuatro lados acostada. Limita cranealmente con el piso orbitario y caudalmente con el arco dentario del maxilar y el paladar lateral. Esto puede provocar dolor de muelas debido a la irritación de los nervios en el caso de infecciones del seno maxilar.

*Senos etmoidales:* El término laberinto etmoidal cubre las 8 a 15 células etmoidales que se encuentran entre la cavidad nasal superior y la órbita. Estos incluyen de 2 a 10 etmoidales anteriores celulares más grandes y de 2 a 6 etmoidales posteriores celulares más pequeños, Las células etmoidales anterior y medio se abren bajo la concha nasales media (cornete medio) a través del hiato semilunar hacia el conducto nasal medio. Las células etmoidales posteriores se abren por debajo de la concha nasal superior. La bulla etmoidal es la célula etmoidal más grande. Se encuentra por encima del hiato semilunar. Otras células son la célula de Onodi-Grünwald, que se encuentra dorsalmente cerca del canal óptico, y la célula de Haller, que puede extenderse hasta el techo del seno maxilar y formar parte del suelo orbitario.

*Seno frontal:* Ubicado en la pars nasalis del hueso frontal; Cuatro variantes de forma: forma de hoja, forma de frijol, forma mitral (la más común) y forma piramidal. Su piso limita con la órbita y corresponde a partes del techo orbital. La pared anterior es la frente supraorbitaria entre los arcos superciliares adyacentes lateralmente (crestas de las cejas). La región de la piel en su mayoría sin pelo, conocida como glabela, se encuentra en el medio entre las cejas. En algunos casos, el seno frontal puede sobresalir hasta 5 cm más allá del borde de la cuenca del ojo. Su propagación en dirección medial es muy variable y está limitada por las células etmoidales que allí se encuentran. Está dividido en cavidad derecha e izquierda por un tabique. Debido a la posición paramediana del tabique, estos suelen estar formados de manera desigual. Su boca está en el extremo anterior del hiato semilunar, desde donde un canal corto desemboca en la parte nasal del hueso frontal.

*Seno esfenoidal:* Presente en pares en el hueso esfenoides; Limita hacia arriba hasta la silla turca (silla turca) y hacia la fosa craneal anterior y media. El seno esfenoidal llena el cuerpo del hueso esfenoides y limita hacia arriba en la silla turca (silla turca) y en la fosa craneal anterior y media. Como resultado, está muy cerca de la glándula pituitaria y el seno cavernoso, así como del canal y el quiasma ópticos. Su base forma el techo de la nasofaringe y la pared posterior forma el clivus, sobre el que descansa la protuberancia del cerebro. Se abre hacia el receso esfeno etmoidal por encima de la concha nasal superior. El seno esfenoidal ofrece un punto de acceso quirúrgico adecuado desde la cavidad nasal hasta la glándula pituitaria, por ejemplo, para la extirpación de tumores pituitarios.

**Irrigación e Inervación**
Las células del etmoides anterior y medio y el seno frontal están irrigados por la arteria etmoidal anterior. Las células etmoidales posteriores y el seno maxilar, por otro lado, reciben su sangre a través de la arteria etmoidal posterior. Ambas arterias surgen de la arteria oftálmica, una rama de la arteria carótida interna.

El seno maxilar también se irriga a través de la arteria infraorbitaria y la arteria alveolar superior posterior a la arteria maxilar. Las venas de los senos paranasales forman una red que se conecta al plexo pterigoideo, las venas faciales y, en los niños, al seno sagital superior a través de un emisario.

La inervación sensorial se produce principalmente a través de ramas del nervio oftálmico (V1). El nervio etmoidal posterior inerva el seno esfenoidal y las células etmoidales posteriores y el nervio etmoidal anterior inerva los senos restantes. El seno maxilar también está cubierto por ramas pequeñas del nervio maxilar. (Fustinioni, 2017)

**Faringe**
Es un tubo fibroso-muscular en forma de maza, que se extiende desde la base del cráneo hasta la VI vértebra cervical. La garganta de un adulto mide aproximadamente 12 a 13 cm de largo. Allí se cruzan los tractos alimentario y respiratorio. Su parte más ancha está a la altura del hueso hioides y mide 5 cm.

**Este está constituido por tres porciones:**
*Nasofaringe:* la parte superior y más alta del cuello. Su pared superior está formada por la bóveda faríngea, que se remonta a la pared posterior. En la transición de la bóveda a la pared posterior, los niños tienen la amígdala faríngea, que desaparece con la edad. En la pared posterior a veces hay una protuberancia causada por el arco anterior de la vértebra apical. En la parte frontal de la bóveda faríngea hay un pequeño grupo de tejido glandular asociado en el desarrollo con la glándula pituitaria. Es una bolsa faríngea (pituitaria), un remanente del bolsillo de Rathke. La pared anterior de la nasofaringe está abierta hacia el frente y está formada por las fosas nasales posteriores que conectan la parte. nasofaringe con cavidad nasal. En el lado de la nasofaringe se encuentra la abertura faríngea de la trompa de Eustaquio. Es una abertura dirigida hacia abajo y limitada medialmente en la parte frontal, superior y posterior por una elevación en forma de herradura causada por la inversión de la parte del cartílago de la trompa de Eustaquio. La parte anterior de la prominencia, conocida como labio anterior, se extiende hacia abajo, formando un pliegue trompeta-palatino corto. La parte superior de la espalda de la eminencia llamada eje de la trompeta es más alto y grueso. En el eje de la trompeta hay un pequeño grupo de tejido linfoide llamado amígdala de la trompeta. El eje de la trompeta se extiende hacia abajo en el pliegue trompeta-faríngeo. Desde la parte inferior, el orificio faríngeo de la trompa de Eustaquio se estrecha por la protuberancia denominada eje elevador que es causado por el músculo elevador del paladar blando que

corre debajo de la mucosa. Detrás del orificio faríngeo de la trompa de Eustaquio entre el eje de la trompeta y la parte posterior de la faringe hay un pequeño espacio rebajado llamado receso de Rosenmüller o el receso faríngeo. Se cree que es una reliquia del segundo bolsillo interno de las branquias. La pared nasofaríngea inferior está abierta hacia abajo, pero incluye la superficie posterior (superior) del paladar blando. (Scielo, 2018)

*la orofaringe:* es una extensión de la cavidad nasofaríngea que está abierta hacia la parte inferior. El borde entre las partes nasal y oral de la garganta es una línea horizontal a través del nivel de la unión del paladar duro y blando. Adelante se conecta a través del istmo de la garganta desde la boca. La parte superior del nicho de las amígdalas, ubicada sobre la amígdala, se llama supigúnculo. En la base del arco palatino-lingual, donde llega a la base de la lengua, hay un espacio conocido como surco (ángulo) lingual-amigdalino. Desde el punto de vista laringológico, es particularmente importante, ya que como "clínicamente inexistente" (asintomático), puede ser un lugar para el desarrollo de neoplasias malignas.

La pared posterior, que se encuentra al nivel de aproximadamente la tercera vértebra cervical, limita en la espalda con un estrecho espacio ante faríngeo y la columna. En la mucosa de la pared posterior hay numerosos ganglios linfáticos diseminados y dos líneas que van casi verticalmente hacia abajo, que también son grupos de tejido linfoide. Estos son cordones laterales (bandas).

*Partes oral y laríngea de la faringe:* vista de la pared anterior. En la parte superior hay una base visible de la lengua con la amígdala lingual y los hoyuelos preglotales (valécula). Entrada a la laringe, centralmente visible, lateral a ella, recesos en forma de pera en ambos lados (seno piriforme)

*la parte laríngea de la faríngea:* es una extensión de la faringe media y se extiende desde el nivel de la línea que pasa por el borde superior de la epiglotis. El borde inferior es el borde inferior del cartílago cricoides laríngeo, debajo del cual la faringe pasa al esófago al nivel de la VI vértebra cervical. La parte laríngea de la faringe se conecta anterior y medialmente al vestíbulo laríngeo a través de la entrada a la laringe, que está limitada por:

Lateral y ligeramente por debajo de la entrada a la laringe, se encuentran recesos en forma de pera a ambos lados entre los pliegues de tintura epiglótica y la placa de cartílago discoide. Forman parte del tracto digestivo. En su parte superior hay un pliegue de la mucosa que está formado por la protuberancia de la rama interna del nervio laríngeo superior que pasa por debajo de la mucosa, el pliegue del nervio laríngeo. En el pasado, la laringe se anestesiaba localmente en este lugar con un dispositivo laríngeo para realizar procedimientos simples en laringoscopia indirecta. Los cuerpos extraños pueden quedar atrapados en huecos en forma de pera. Otro espacio anatómico importante de la faringe inferior se encuentra medialmente desde las cavidades en forma de pera. Es una zona colónica, un lugar inaccesible para la laringoscopia indirecta, clínicamente silencioso en las primeras etapas del desarrollo de las neoplasias malignas. (Springer link, 2017)

Los músculos extrínsecos de la faringe se pueden clasificar en tres subgrupos: Grupo 1: elevadores y tensores del paladar (elevador del velo del paladar, tensor del velo del paladar y palatogloso); Grupo 2: genihioideo, milohioideo, estilohioideo, tirohioideo, digástrico, estilofaríngeo y palatofaríngeo, que provocan el desplazamiento superior y anterior de la laringe durante la deglución; Grupo 3: músculos aritenoides, tiroaritenoideo y aritenoides oblicuas, que cierran la entrada laríngea. Estos músculos son inervados por las ramas de los nervios craneales V (trigémino), VII (facial), IX (glosofaríngeo), X (vago), ansa cervicales y XII (hipogloso). Los músculos faríngeos están ricamente inervados, con una relación de inervación de fibras nerviosas-musculares de 1: 2 a 1: 6, en comparación con 1: 2000 para el músculo gastrocnemio humano y 1: 9 para los músculos extraoculares del ojo, que es importante para el control "fino" requerido para su función.

### Vascularización:

La irrigación arterial del músculo faríngeo proviene de ramas de la arteria carótida externa. Las ramas de la arteria carótida externa incluyen la arteria ascendente faríngea, facial, lingual y maxilar. El drenaje venoso de la faringe se realiza en el plexo venoso faríngeo que finalmente drena hacia la vena yugular interna. El drenaje linfático de la faringe primero va al ganglio linfático retrofaríngeo y luego al ganglio linfático cervical profundo.

**Inervación**

La inervación motora y sensorial de los músculos faríngeos la proporciona principalmente el plexo faríngeo. La rama motora del plexo faríngeo proviene del nervio vago y glosofaríngeo. El nervio glosofaríngeo proporciona motor al músculo estilofaríngeo. El nervio vago y sus ramas proporcionan inervación motora a todos los demás músculos de la faringe. (Fustinioni, 2017) Las fibras sensoriales de los músculos faríngeos provienen de la división vago, glosofaríngea y maxilar del nervio trigémino.

**Laringe**

La laringe se encuentra entre la fascia cervical media y profunda. En los adultos, su borde superior se proyecta sobre la cuarta vértebra cervical, la glotis sobre la quinta vértebra cervical. En los recién nacidos, la entrada a la laringe aún se encuentra al nivel de la 3ª vértebra cervical y la epiglotis se extiende hasta el paladar blando, por lo que los recién nacidos pueden beber y respirar al mismo tiempo. (Drake, 2020)

La hipofaringe y la sección inicial del esófago se encuentran dorsalmente. Los músculos infrahioideos y en parte la glándula tiroides se encuentra ventralmente. Lateral se encuentra la carótida, que contiene la arteria carótida común, la vena yugular interna y el nervio vago. Cranealmente, la laringe está conectada al hueso hioides a través de la membrana tirohioidea y caudalmente a la tráquea a través del ligamento cricotraqueal.

**La laringe se divide en un nivel superior, medio e inferior:**
**Piso superior (supraglotis)**

La entrada a la laringe corre oblicuamente ventrodorsalmente al vestíbulo laríngeo y se extiende a los pliegues de la bolsa en ambos lados. Está limitado ventralmente por la epiglotis, desde la cual los pliegues aritenoepiglóticos se extienden dorsalmente hasta el cartílago. En la clínica, el espacio por encima de los pliegues de la bolsa se denomina espacio supraglótico o supraglotis.

**Piso medio (glotis)**

Esta área se conoce como espacio transglótico e incluye el espacio estrecho en forma de cuña entre los pliegues de la bolsa y las cuerdas vocales. El espacio entre las dos cuerdas vocales es la glotis. Lateralmente, el espacio muestra una protuberancia en forma de bolsa de la membrana mucosa, el ventrículo laríngeo, que se extiende desde la bolsa hasta las cuerdas vocales.

### Nivel Inferior (Subglotis)

Este es el espacio debajo de las cuerdas vocales hasta la conexión del cartílago cricoides con el primer clip traqueal. En la clínica, esta sección también se llama subglotis o espacio subglótico.

### Suministro Vascular

Arterias: Arteria laríngea superior (arteria laríngea superior); arteria laríngea superior. El suministro arterial de la laringe se divide en dos partes, el borde está al nivel de la glotis. La mitad superior es irrigada por la arteria laríngea superior (rama de la arteria tiroidea superior), que ingresa al interior de la laringe a través de la abertura de la membrana tirohioidea.

La mitad inferior irriga la arteria laríngea inferior (rama de la arteria tiroidea inferior), que corre a lo largo de la pared lateral de la sección inferior de la faringe y entra en la laringe por debajo del cartílago tiroides.

### Venas

La salida venosa de la laringe tiene lugar a través de las venas (venas laríngeas superior e inferior) que generalmente corren paralelas a las arterias y desembocan en la vena yugular interna.

### Inervación

La inervación sensorial, motora y parasimpática (secreto motora) de la laringe se produce a través del nervio vago. La inervación densa y sensible de la mucosa laríngea es importante para desencadenar el reflejo de la tos Dos ramas del nervio vago juegan un papel clave en la inervación de la laringe.

N. laríngeo superior: su rama motora (R. externas) inerva el único músculo externo (M. cricotiroideo), su rama sensible (R. interna) inerva la membrana mucosa por encima de la glotis. Parasimpáticamente, inerva las glándulas de los pliegues del bolsillo.

*Nervio laríngeo recurrente:* esta es la rama en retroceso del nervio vago (generalmente denominada clínicamente "nervio recurrente"). Con su motor, irriga toda la musculatura interna a través de su rama terminal (N. laríngeo inferior) y la membrana mucosa sensible debajo de la glotis. De forma parasimpática, este nervio inerva la glándula traqueal superior.

**Semiología para un examen de ORL:**
Microscopía de oído [el tímpano generalmente se extrae, el derrame brilla a través del tímpano; aparece de color rojizo con efusión acuosa fresca / si persiste por más tiempo, parece más amarillento a parduzco (ámbar)]

Rinoscopia (examen del interior de la nariz o de la cavidad nasal principal)

Experimentos de diapasón según Weber y Rinne, para diferenciar entre: pérdida auditiva del oído medio y del oído interno:
**Según Weber (experimento de Weber):** Procedimiento: Se coloca el pie de un diapasón vibrante sobre la cabeza del paciente. El sonido se transmite en fase a ambos oídos internos mediante conducción ósea.

**Personas con audición normal:** El sonido del diapasón se puede escuchar igual en ambos oídos (en el medio de la cabeza), el sonido no está lateralizado.

**Trastorno auditivo unilateral o asimétrico:** tono del diapasón en un lado, se habla de una "lateralización" (lateralización).

**Trastorno neurosensorial unilateral:** el sonido es percibido más alto por el oído interno con mejor audición (normal) (el paciente se lateraliza hacia el oído sano).

**Trastorno de conducción de sonido unilateral:** el sonido se escucha más fuerte en el oído enfermo.

[**Derrame timpánico:** con un trastorno de conducción del sonido unilateral, el sonido en el oído enfermo se escucha más fuerte]

**Según Rinne (experimento de Rinne):** El experimento de Rinne hace uso de las propiedades fisiológicas del oído: si el paciente tiene una audición normal, el sonido se puede percibir más fuerte a través de la conducción aérea que a través de la conducción ósea debido a las propiedades amplificadoras de los huesecillos auditivos y el tímpano. Un diapasón que se desvanece (pie del diapasón en la apófisis ósea detrás de la aurícula), que ya no se escucha a través de la conducción ósea, se escucha más a través de la conducción aérea (diapasón delante de la pabellón). (gesundheits, 2017)

**Procedimiento:** Primero se coloca un diapasón vibrante en el paciente con el pie del diapasón en el proceso óseo detrás de la mastoides. Tan pronto como el paciente da una señal de que ya no puede escuchar el diapasón, se coloca directamente frente a su aurícula.

Prueba de Rinne positiva: el paciente aún puede oír el diapasón → no hay trastorno de conducción del sonido, pero no se puede excluir un trastorno de la sensación del sonido.

**Prueba de Rinne negativa:** el paciente ya no puede oír el diapasón → pérdida auditiva conductiva (= trastorno en el área del oído externo o medio)

Si el paciente afirma de manera creíble que no oye ningún sonido de diapasón, debe haber una pérdida auditiva neurosensorial pronunciada en ambos oídos.

**Exploración física de los olores:**
Las células sensoriales olfativas en el epitelio nasal (de las cuales los humanos tienen quizás diez millones, otros animales mucho más) son células nerviosas sensoriales con sus axones que llegan directamente al bulbo olfatorio. Las células olfativas sobresalen hacia la membrana mucosa nasal con terminaciones nerviosas especializadas que transportan receptores que convierten las señales químicas de las moléculas de olor disueltas en la membrana mucosa en señales eléctricas. La exploración de este par craneal se realiza empleando sustancias aromáticas como jabón, café o cascaras de cítricos. Las sustancias que se utilizan no deben ser irritativas porque si no estimularían las terminaciones nerviosas del Trigémino generando una sensación que nada tiene que ver con la olfacción. (Fustinioni, 2017)

Se ordena al individuo a cerrar los ojos y se acerca sucesivamente a cada una de las fosas nasales las sustancias escogidas. Debe responder si huele o no, si el olor es desagradable y se identifica o no el olor.

**Alteraciones del sentido del olfato:**
Anosmia: puede bilateral o unilateral esta se produce por una lesión en el nervio, bulbo cintilla olfatoria en las estrías olfatorias de decusación, hiposmia, hiperosmia, tergiversación, ya sea percibiendo olores distintos de los reales, u olores desagradables (cacosmia o Parosmia) estas pueden agruparse bajo el término de disosmias.

La exploración de los nervios glosofaríngeo y neumogástrico o vago: nos da el reflejo nauseoso por aferencia el nervio (Fustinioni, 2017) glosofaríngeo y por eferencia el neumogástrico. Alteraciones de este se basa en la parálisis del núcleo del nervio afecto.

1.Drake, R. G. (2020). Anatomía para estudiantes, 3ª edición. mexico: Elsevier.

2.Fustinioni. (2017). semiologia del sistema nervioso de fustinioni. Buenos aires: el ateneo .

3.gesundheits. (mayo de 2017). Obtenido de http://www.gesundheits-lexikon.com/Ohren/Entzuendung-und-Verschluss-der-Tuba-auditiva/Koerperliche-Untersuchung.html

4.John T. Hansen, P. (2020). Netter. Flashcards de anatomía. mexico: Elselvier.

5.Netter, F. H. (2019). Atlas de anatomía humana, 6ª edición. mexico: Elsevier.

6.Richard N Mitchell, M. P. (2017). Compendio de Robbins y Cotran. Patología estructural y funcional. Elsevier.

7.Scielo. (marzo de 2018). Obtenido de scielo: https://scielo.conicyt.cl/scielo.php?script=sci_arttext&pid=S0034-98872018000300387

8.Springer link. (03 de junio de 2017). Obtenido de https://link.springer.com/article/10.1007/s00115-013-3817-5

# CAPÍTULO 2

**María Belén Rueda Espinoza**

*Parálisis Facial Periférica*

**Introducción**

La expresión facial es una parte esencial de la comunicación humana y es uno de los principales medios para exteriorizar emociones y proporcionar señales no verbales. La sonrisa, por ejemplo, ha sido conceptuada como la expresión facial más importante que se refleja positivamente tanto en la persona que sonríe como en el observador. Cuando el rostro se paraliza como resultado de una variedad de causas, las consecuencias pueden ser devastadoras y a menudo se asocia con depresión, aislamiento social y reducción de la calidad de vida.

Los relatos de parálisis facial se remontan al siglo V a. C. por Hipócrates. Sir Charles Bell (1774 a 1842) está asociado con la parálisis facial periférica idiopática, no porque fuera el primero en observar o informar de este hallazgo, ya que las representaciones de la parálisis facial se remontan al arte y los textos antiguos de egipcios, griegos, romanos, incas y otras culturas nativas; sino porque Bell reconoció que la parálisis facial periférica era el resultado de la afectación del séptimo par craneal (al que se refirió como nervio respiratorio) y definió la importancia de la parálisis facial periférica, que elimina la simetría facial, uno de los atributos de la belleza, y crea así un rostro desfigurado y distorsionado. (Reich, 2017)

Desde entonces, la parálisis facial idiopática se ha denominado parálisis de Bell descrita como una parálisis facial unilateral aguda. Esta entidad es un diagnóstico clínico después de la exclusión de las otras etiologías de parálisis facial a través de una anamnesis minuciosa, un examen físico, además de estudios de laboratorio o de imagen si es necesario. (Vakharia & Vakharia, 2016)

La parálisis facial puede ser central o periférica. En cuanto a la parálisis facial central, se produce por afección de la neurona motora superior, y se acompaña con frecuencia de hemiplejia ipsilateral. Altera al movimiento voluntario de la parte inferior de la cara, pero no a los músculos frontal y orbicular de los párpados; lo que la diferencia de la parálisis facial periférica (la más común), donde es la neurona motora inferior la afectada y está causada por la afección aguda del nervio facial a nivel periférico; origina pérdida del movimiento voluntario de todos los músculos faciales del mismo lado de la lesión. (Akçakaya, Gökmen, Parman, Deymeer, & Oflazer, 2016) Además, clínicamente la parálisis del nervio facial se puede clasificar como completa si hay incapacidad para contraer voluntariamente los músculos faciales, hiperacusia o pérdida del gusto o incompleta (parcial). (Josef Georg Heckmann, Urban, Pitz, Guntinas-lichius, & Gágyor, 2019)

La parálisis del nervio facial es la enfermedad de los pares craneales más común. Su forma idiopática (parálisis de Bell) representa 60 a 75% de los casos. Surgen de 7 a 40 casos por cada 100 000 personas por año. Su incidencia es similar en hombres y mujeres con una edad promedio de aparición de 40 años. (Josef Georg Heckmann et al., 2019) En la presentación, el 70% de los pacientes con parálisis de Bell tienen parálisis completa y el 30% tiene parálisis incompleta. La parálisis bilateral es rara y ocurre en el 0,3% de los pacientes. Se encuentran antecedentes personales de parálisis de Bell en el 9% y antecedentes familiares de parálisis de Bell en el 8% de los pacientes. (Vakharia & Vakharia, 2016)

La tasa de incidencia es más alta en personas de 70 años o más. No existe diferencia en el lado de la cara afectado, ni parece haber un predominio estacional. Se han informado varios factores de riesgo para la parálisis de Bell, incluida la diabetes mellitus, hipertensión, infección viral de las vías respiratorias superiores y la inmunodeficiencia que puede aumentar las recidivas hasta en un 10%, y que dictan un peor pronóstico para la recuperación, al igual que la edad avanzada, dolor no auditivo, parálisis completa y disminución del lagrimeo. (Reich, 2017) Además, existe un riesgo triplicado que se manifieste durante el periodo gestacional principalmente en el tercer trimestre de embarazo y en el postparto inmediato y mediato. (Cervantes, Villalobos, & Bolaños, 2019) .

La mayoría de los pacientes con parálisis de Bell experimentan una resolución espontánea. El 84% tiene una función facial casi normal y el 71% se resuelve por completo. En pacientes con parálisis incompleta, el 94% se recupera por completo dentro de los 4 meses posteriores al inicio. Sin embargo, solo el 61% de los pacientes con parálisis completa se recuperan por completo. Aquellos que no se recuperan pueden quedar con debilidad facial persistente, sincinesia o contractura facial. (Vakharia & Vakharia, 2016)

Entendemos como parálisis facial periférica al resultado de una lesión neuronal del VII par craneal o nervio facial, desde la salida del encéfalo en el surco bulboprotuberancial hasta sus regiones de inervación periférica, pudiéndose lesionar en cualquier punto a lo largo de dicho recorrido, lo que produce interrupción de la información motora de los músculos faciales de forma total o parcial. (Vallejo, Rosa, Ortega, Gómez, & Panadero, 2017) La compleja anatomía del nervio facial es relevante para comprender su función.

En general, hay tres porciones del nervio facial: la porción intracraneal, la porción intratemporal y la porción extratemporal. El nervio facial sale del tronco encefálico en el ángulo pontocerebeloso y entra en el conducto auditivo interno del hueso temporal. En el conducto auditivo interno, se acompaña del VIII par craneal. Dentro del hueso temporal existen varios segmentos del nervio desde el segmento laberíntico, el ganglio geniculado, el segmento timpánico y el segmento vertical (mastoideo). Las primeras 3 ramas son el nervio petroso superficial mayor, que proporciona fibras secretomotoras a la glándula lagrimal y transmite el gusto desde el paladar blando; el nervio del músculo estapedio, que participa en la amortiguación de las vibraciones sonoras, y el nervio cuerda del tímpano, que transporta las fibras gustativas desde los dos tercios anteriores de la lengua y suministra fibras secretomotoras a las glándulas sublingual y submandibular. Luego, el nervio sale del agujero estilomastoideo y se ramifica más en la porción extratemporal del mismo. El nervio emite la rama del nervio auricular posterior, así como ramas hacia el vientre posterior de los músculos digástrico y estilohioideo. El tronco principal del nervio facial se encuentra dentro de la glándula parótida, donde se divide en una división frontocigomática (superior) y cervicofacial (inferior) en el pes anserinus (pie de ganso). Después de esa división, el nervio se divide en 5 ramas principales: frontal, cigomática, bucal, marginal mandibular y cervical. Estas ramas nerviosas continúan inervando los músculos de la expresión facial. (Vakharia & Vakharia, 2016)

Es esencial comprender que no todas las parálisis faciales son parálisis de Bell porque el manejo de un paciente está impulsado por una etiología identificable, si existe. La parálisis de Bell se define por un déficit facial de aparición rápida, unilateral, de tipo neuromotor inferior, con ausencia de enfermedades del sistema nervioso central, otológicas o del ángulo pontocerebeloso. Sin embargo, los pacientes pueden tener síntomas adicionales de hiperacusia, cambios en el gusto, sensación o dolor facial y epífora. (Benítez, Danilla, Troncoso, Moya, & Mahn, 2016)

La parálisis del nervio facial periférico unilateral puede tener una causa detectable (parálisis secundaria del nervio facial) o puede ser idiopática (primaria) sin una causa obvia (parálisis de Bell). La parálisis secundaria del nervio facial se debe a varias causas (tabla 1) y es generalmente menos prevalente que la parálisis de Bell (25 vs 75%). Las principales hipótesis actuales de la fisiopatología de la parálisis del nervio facial implican la reactivación de la infección por el virus del herpes simple (VHS tipo 1) o bien una respuesta inflamatoria autoinmune mediada por células. (Josef Georg Heckmann et al., 2019)

*Tabla 1. Causas de parálisis facial periférica*

| Primarias | |
| --- | --- |
| Idiopática | Parálisis de Bell |

| Secundarias | |
| --- | --- |
| Infecciosas | ●Enfermedad de Lyme<br>●Otitis media<br>●Enfermedad de Hansen (lepra)<br>●Mastoiditis<br>●Herpes simple<br>●Varicela zóster<br>●Síndrome de Ramsey-Hunt<br>●Virus de la influenza<br>●Borreliosis, criptococosis<br>●Neurocisticercosis<br>●Toxocarosis<br>●Meningitis tuberculosa<br>●Parotiditis<br>●Absceso parotídeo<br>●Otitis externa maligna<br>●Sífilis |
| Neoplasias | ●Neurinoma del nervio facial<br>●Neuroma acústico<br>●Hemangioma geniculado<br>●Neoplasias de la parótida<br>●Tumores del ángulo ponto-cerebeloso (neurinoma)<br>●Tumor de Pons<br>● Tumores del hueso petroso<br>●Leucemia<br>●Tumores de la glándula parótida<br>●Linfoma |

| Congénitas | ●Síndrome de Moebius<br>●Microsomía hemifacial |
|---|---|
| Traumáticas | ●Parto con fórceps<br>●Fractura del hueso temporal<br>●Lesiones penetrantes (mordedura de perro, heridas de bala o arma blanca)<br>●Aplastamiento |
| Iatrogénicas | Posquirúrgicas |
| Enfermedad metabólica | ●Diabetes<br>●Preeclampsia |
| Trastornos del sistema inmunológico | ●Síndorme de Guillain-Barré<br>●Síndrome de Miller-Fisher<br>●Lupus eritematodo sistémico<br>●Miastenia gravis |
| Fármacos | ●Interferón<br>●Linezolid |
| Otras | ●Infarto pontino ipsolateral<br>●Hemorragia tegmental pontino<br>●Síndrome de Melkersson-Rosenthal<br>●Sarcoidosis<br>●Histiocitosis X<br>●Autismo<br>●Síndrome de Asperger (hipo/hipersensibilidad a los sonidos)<br>●Síndrome de Parkinson |

**Diagnóstico**

El cuadro clínico varía dependiendo de la ubicación de la lesión del nervio facial a lo largo de su trayecto hacia los músculos. Los síntomas y signos resultan del hecho de que el nervio facial es mixto, no solo transporta fibras motoras, incluidas las fibras al músculo estapedio, sino que también proporciona inervación autónoma de la glándula lagrimal, la glándula submandibular, la sensación en una parte del oído y el gusto en los dos tercios anteriores de la lengua a través de la cuerda del tímpano.

El primer paso para evaluar al paciente es determinar si la debilidad facial es periférica o central. Es de destacar que, si bien casi todos los pacientes con hemiparesia por accidente cerebrovascular tienen debilidad facial, rara vez es el síntoma de presentación y, a menudo, otros lo notan en lugar del paciente. Como se discutió en la sección de introducción, con una parálisis facial central, se produce la preservación del tercio superior de la cara por lo que el músculo frontal funciona normalmente. (Reich, 2017)

La evaluación del paciente con parálisis facial comienza con una historia clínica y un examen físico completos para determinar la causa, extensión y duración de la parálisis y el deterioro funcional presente. La historia debe determinar el inicio, la progresión, los síntomas asociados y los factores de riesgo. Se debe realizar un examen completo de la cabeza y el cuello, incluida una evaluación de todas las ramas del nervio facial y otros nervios craneales, la palpación de la glándula parótida y el cuello. (Owusu & Stewart, 2018)

La parálisis de Bell es un diagnóstico clínico y en gran parte de exclusión. Los pacientes se presentan con un inicio repentino de debilidad facial que tiende a ser unilateral y rápidamente progresiva. La debilidad facial tiende a alcanzar su punto máximo en 72 horas. También pueden tener hiperacusia, cambios en la sensación facial, dolor de cuello o periauricular o disgeusia. En algunos pacientes, el dolor tiende a preceder a la parálisis; los pacientes pueden sentir una sensación de plenitud en el oído o dolor de oído antes de manifestar debilidad facial. Sin embargo, si el dolor es significativo y acompaña a la parálisis de Bell, se cree que el paciente tiene el diagnóstico de síndrome de Ramsey-Hunt, que se cree que es causado por una infección por varicela zóster, caracterizado por vesículas cutáneas típicas y vesículas en la concha, paladar blando o lengua y por disfunción vestibulococlear. En la mitad de las infecciones por herpes zóster, la vesiculación no aparece necesariamente o puede retrasarse (zóster sin herpes). (Garro & Nigrovic, 2017)

Además, con la pérdida de la función facial, los pacientes tienen un cierre ocular incompleto, lo que puede resultar en exposición y desecación de la córnea. El fenómeno de Bell se ha descrito como una rotación ascendente del globo cuando los pacientes intentan cerrar los ojos. Sin embargo, esto solo está presente en el 75% de la población. Además, en la parálisis de Bell, la pérdida asociada de la función del músculo orbicular de los ojos altera el manejo adecuado de las lágrimas. Los pacientes tienden a tener epífora debido a un mecanismo de bomba ineficaz para esparcir la película lagrimal, combinado con irritación del mismo ojo. (Vakharia & Vakharia, 2016)

Con la pérdida del tono muscular facial, la ceja junto con la parte media e inferior de la cara se inclinan, dando a los pacientes la apariencia de haber tenido un derrame cerebral. Esto puede tener un impacto negativo significativo en la autoimagen de una persona y en la forma en que interactúa con los demás en la sociedad. La pérdida de función del músculo frontal provoca la inmovilidad de la ceja y una eventual ptosis de la ceja que da la impresión de infelicidad y puede limitar el campo visual. Los pacientes pierden la capacidad de controlar los labios y la boca, lo que afecta su habla y su capacidad para comer y beber adecuadamente. También pueden tener problemas para pronunciar ciertas palabras que tienen la letra b o p en ellas. Además, pierden su capacidad para masticar adecuadamente la comida, lo que resulta en babear o morder su propia mucosa bucal. Además de estos déficits funcionales, los pacientes con parálisis facial pierden la capacidad de expresarse, como al sonreír. En consecuencia, la parálisis facial puede tener un impacto negativo significativo en el bienestar psicosocial. (Vakharia & Vakharia, 2016)

Para evaluar clínicamente la gravedad de la parálisis facial periférica, existen varios sistemas de puntuación. El más aplicado es el sistema de clasificación del nervio facial de House-Brackmann (tabla 2). El grado de parálisis del nervio facial también se puede evaluar mediante el sistema de clasificación de Yanagihara, las escalas de Sunnybrook, la puntuación de Jadad de calidad metodológica, escalas en sistemas computarizados, entre otros.

*Tabla 2. Puntuación de House-Brackmann (HBS) y sistema de clasificación de Yanagihara (sistema Y) para clasificar la gravedad de la parálisis del nervio facial*

| Descripción | HBS | Sistema Y | Grado |
|---|---|---|---|
| Función simétrica normal en todas las áreas | I | 40 | Función facial normal |
| Ligera debilidad en inspección cercana, cierre completo de los ojos con un mínimo esfuerzo, leve asimetría de la sonrisa con el máximo esfuerzo, leve sinquinesia, ausencia de contractura o espasmo | II | 32–38 | Disfunción leve |

| | | | |
|---|---|---|---|
| Debilidad obvia pero no desfigurante, incapacidad para levantar la ceja, cierre de ojos completo y fuerte, movimiento bucal asimétrico con el máximo esfuerzo, sincinesia obvia pero no desfigurante, movimiento masivo o espasmo | III | 24-30 | Disfunción leve a moderada |
| Debilidad obvia desfigurante, incapacidad para levantar la ceja, cierre incompleto de los ojos y asimetría de la boca con el máximo esfuerzo, sincinesia severa, movimiento masivo, espasmos | IV | 16-22 | Disfunción moderada a severa |
| Movimiento apenas perceptible, cierre ocular incompleto, leve movimiento de la comisura de la boca, sincinesia, contractura, espasmo generalmente ausente | V | 8-14 | Disfunción severa |
| Sin movimiento, pérdida de tono, sin sincinesia, contractura, espasmo | VI | 0–6 | Parálisis total |

Fuente: (Álvarez, Mora, & González, 2015)

Como vimos en la sección anterior, existe una lista muy larga de causas de parálisis facial periférica; sin embargo, la mayor parte de las parálisis faciales periféricas se deben a la parálisis de Bell, siempre que uno se adhiera a sus características mencionadas anteriormente: espontánea, aparición en 72 horas, examen neurológico y sistémico por lo demás normal, resolución en un tiempo definido (meses) y sin señales de alerta o banderas rojas.

Las banderas rojas históricas que ponen en duda el diagnóstico de la parálisis de Bell como la causa de una parálisis facial periférica incluyen la aparición gradual durante semanas o meses, vértigo o pérdida auditiva concomitantes, síntomas constitucionales, cáncer, virus de inmunodeficiencia humana (VIH) o factores de riesgo para el VIH, y características que sugieren la enfermedad de Lyme (p. ej., área endémica, picadura de garrapata conocida, erupción cutánea). Dado que la mayoría de los pacientes con parálisis de Bell mejoran en varios meses, la falta de cualquier mejoría o una progresión gradual de la paresia facial a la parálisis facial deberían generar una señal de alerta. Aproximadamente el 7% de los pacientes con parálisis de Bell tendrán una recurrencia, pero cuando esto ocurre, debe considerarse una alarma, que requeriría una evaluación (incluir imágenes y una punción lumbar) por otra causa. (Reich, 2017)

*Tabla 3. Banderas rojas que ponen en duda el diagnóstico de la parálisis de Bell*

| |
|---|
| ✔Inicio gradual |
| ✔Vértigo, hipoacusia, acúfenos |
| ✔Sin mejoría en 3 meses |
| ✔Parálisis facial bilateral |
| ✔Afectación de otros pares craneales |
| ✔Debilidad de las extremidades o bulbar |
| ✔Agrandamiento de la glándula parótida |
| ✔Otitis media |
| ✔Vesículas en conducto auditivo externo, membrana timpánica u orofaringe |
| ✔Adenopatía cervical |
| ✔Hinchazón facial / lengua fisurada (escrotal) |
| ✔Erupción cutánea / otros signos de la enfermedad de Lyme o vivir en un área endémica |
| ✔Factores de riesgo del virus de la inmunodeficiencia humana |
| ✔Cáncer de piel facial |
| ✔Cáncer sistémico |

Fuente: (Reich, 2017)

Es importante reconocer que una parálisis facial periférica puede ser el primer signo de un trastorno en evolución como la neurosarcoidosis, la carcinomatosis meníngea o el síndrome de Guillain-Barré. El manejo de la parálisis facial idiopática puede ser iniciado en el ámbito de atención primaria. En caso de sospecha de parálisis central o secundaria, o no idiopática (banderas rojas) se remitirá al neurólogo.

**Exámenes Complementarios**
Si el examen clínico se ha realizado y documentado correctamente y la etiología se ha determinado de forma fiable, con una clara regresión de los

hallazgos con el tratamiento adecuado a corto plazo, no es necesario realizar más pruebas neurofisiológicas. Sin embargo, hay casos raros en los que la parálisis no puede clasificarse de manera confiable como periférica o central solo por motivos clínicos (p. Ej., Si ha habido daño previo al nervio facial, si la lesión actual es incompleta o si el paciente no puede cooperar con el examen).

**Estudios Neurofisiológicos**

Estimulación magnética canalicular transcraneal. Es un estudio neurofisiológico auxiliar útil. La demostración de hipoexcitabilidad canalicular, un hallazgo que está presente en la parálisis idiopática del nervio facial desde el primer día en adelante, apoya fuertemente el origen extracerebral periférico en todos los casos excepto en unos pocos (Síndrome de Guillain-Barré, borreliosis). La reducción del potencial de acción del músculo compuesto sugiere degeneración axonal, mientras que el aumento de la latencia sugiere desmielinización del nervio. (Zimmermann, Jesse, Kassubek, Pinkhardt, & Ludolph, 2019)

*Reflejo palpebral.* Consiste en el estudio de las respuestas aparecidas al provocar el reflejo orbicular tras la estimulación del nervio orbitario (reflejo del parpadeo). Contribuye a la localización topográfica de la lesión. Las respuestas reflejas patológicas en el lado parético indican que la lesión solo puede encontrarse en el núcleo del nervio facial, las fibras pontinas del nervio o su curso extrapontino.

*Electroneurografía (ENG) y Electromiografía (EMG).* Se pueden utilizar para el pronóstico. El ENG con registro del potencial de acción sumado del músculo (MSAP) después de la estimulación eléctrica transcutánea del nervio facial (TENS) cerca de la glándula parótida, revela la extensión de la lesión axonal tan pronto como 10-14 después del inicio de los síntomas. Una reducción de la amplitud en menos del 90% en comparación con el lado normal se asocia con un pronóstico favorable.

Si la parálisis del nervio facial parece estar completa en el examen clínico, pero la EMG revela que se generan potenciales cuando el paciente intenta la contracción voluntaria de los músculos, se puede concluir que el nervio permanece en continuidad al menos en parte y la recuperación es más probable. Un hallazgo de potenciales de reinervación en el curso posterior de la afección también indica un pronóstico favorable. Por otro lado, la actividad patológica espontánea en un EMG 10-14 días después del inicio de los síntomas indica daño axonal y, por lo tanto, un pronóstico desfavorable. (Josef Georg Heckmann et al., 2019)

*Estudios de imagen.* En pacientes con manifestaciones clínicas típicas, los estudios de imagen pueden, en principio, prescindirse. Por otro lado, si hay alguna característica atípica (paresia que empeora lentamente, síntomas accesorios como nistagmo, hipoacusia, tinnitus, déficits sensoriales, diplopía, otros trastornos de los pares craneales), están indicados estos estudios complementarios: tomografía y preferiblemente imágenes por resonancia magnética sin y con medio de contraste, con especial atención a las posibles lesiones del ángulo pontocerebeloso, el peñasco, la glándula parótida o el tronco del encéfalo. La tomografía computarizada se realiza a menudo en pacientes hospitalizados antes de la punción lumbar para detectar trastornos de la circulación del LCR y evitar así el peligro de hernia debido a la extracción del LCR. Se cree que esta medida mejora la seguridad del paciente, pero no se ha documentado su necesidad en ensayos clínicos. (Teresa, 2018)

*Exámenes de laboratorio.* Un hemograma completo y la medición de parámetros inflamatorios (concentración sérica de proteína C reactiva, velocidad de sedimentación globular) en la presentación inicial del paciente son de poca utilidad en el diagnóstico diferencial, pero se recomienda la serología para determinación de Borrelia burgdorferi, especialmente cuando se sospecha fuertemente de borreliosis en el base de la historia y el examen físico, así como en niños, porque el porcentaje de casos de borreliosis que se presentan con una parálisis aislada del nervio facial es particularmente alto en los niños (34% a 56%, incluidas las infecciones por el virus varicela-zoster [VZV]). Si existe sospecha clínica de herpes zoster ótico, se puede realizar una serología de VZV; sin embargo, esta técnica no es adecuada para el diagnóstico precoz y debe repetirse a los 7-10 días para detectar un aumento de la IgG anti-VZV y la presencia de IgM anti-VZV. Si se sospecha un origen viral, la técnica recomendada para detectar el virus causante es la reacción en cadena de la polimerasa (PCR), por ejemplo, a partir de una muestra de LCR. (Josef Georg Heckmann et al., 2019)

Estudio del Líquido Cefalorraquídeo. La punción lumbar aumenta notablemente la fiabilidad del trabajo diagnóstico y los neurólogos la recomiendan como parte estándar de la misma. En el 10-40% de los casos diagnosticados inicialmente clínicamente como parálisis idiopática del nervio facial periférico, se produce un hallazgo anormal de LCR con implicaciones específicas para el tratamiento. (Henkel, Lange, Eiffert, Nau, & Spreer, 2016)

Los principales parámetros de laboratorio del LCR que se analizarán son el recuento celular, las proteínas, la citología, el lactato, detección de anticuerpos contra Borrelia burgdorferi, el VZV (PCR) y quimiocina CXCL. La investigación del LCR permite la detección de herpes zóster ótico con una sensibilidad del 85% y de borreliosis y otras infecciones con una sensibilidad de hasta un 100%. (Zimmermann et al., 2019) Este es un asunto particularmente importante en la temporada de garrapatas (abril a octubre); se puede iniciar un tratamiento específico tan pronto como se reciban los hallazgos del LCR del laboratorio. Sin embargo, siempre se deben tener en cuenta los riesgos y complicaciones de la punción lumbar y se deben considerar como alternativas métodos menos invasivos de detección de patógenos. (Josef Georg Heckmann et al., 2019)

**Tratamiento**

Los principales objetivos del tratamiento son acelerar la recuperación, hacer que ésta sea completa, prevenir complicaciones corneales y otras secuelas, e inhibir la replicación viral. Los pacientes requieren un seguimiento regular, además el apoyo psicológico también es fundamental. La terapia de la parálisis del nervio facial secundario tiene como objetivo omitir la causa particular de la parálisis. Los pacientes con parálisis de Bell deben ser remitidos a un especialista y el tratamiento debe iniciarse tan pronto como sea posible. El tratamiento puede subdividirse en medidas agudas, entre ellas las farmacológicas y no farmacológicas,y medidas para tratar las secuelas moderadas o graves. (Josef G Heckmann et al., 2017)

**Medidas Agudas**

*Protección para los ojos.* Uno de los mayores problemas de la parálisis de Bell es la afectación del ojo si la fisura del párpado permanece abierta. Se propone lágrimas artificiales (una gota por hora) durante el día, con el apoyo del uso de lentes oscuros con protección lateral para evitar la irritación por los rayos solares y el efecto traumático del polvo, o un vendaje de vidrio de reloj y un ungüento oftálmico durante la noche, con el apoyo de un protector ocular rígido. (Álvarez et al., 2015)

*Fisioterapia.* Se han evaluado intervenciones como masajes, ejercicios faciales, biorretroalimentación, terapia térmica, electroterapia y acupuntura. El tipo más común de fisioterapia que se ha recomendado ha sido el masaje y los ejercicios faciales. Aunque la estimulación eléctrica se ha evaluado en numerosos estudios, no se ha demostrado que sea beneficiosa. También se ha demostrado que el ejercicio facial muestra alguna mejora en la parálisis moderada y los casos crónicos de parálisis facial. Además, se ha demostrado que disminuye el tiempo de recuperación y las secuelas en casos agudos. (Vakharia & Vakharia, 2016)

*Acupuntura.* Aunque sólo se ha informado de una experiencia limitada con la acupuntura para la parálisis de Bell, varios estudios proporcionan pruebas cada vez mayores de un efecto beneficioso de la acupuntura y la moxibustión (cauterización por medio de la ignición de moxa de los puntos en los que se insertan las agujas) como tratamiento complementario de la parálisis de Bell.

*Corticoides.* Los corticosteroides iniciados dentro de los 3 días posteriores al inicio de la parálisis facial en adultos aumentan la probabilidad de recuperación, acortan el tiempo de recuperación y reducen la sincinesia (movimientos involuntarios). En adultos que tienen una recuperación incompleta, los corticosteroides reducen la gravedad de la parálisis residual. Se recomienda el uso de prednisona o prednisolona en adultos y niños (ensayos controlados aleatorios de clase 1). Los corticosteroides no deben usarse en pacientes cuando se sospecha fuertemente de parálisis facial por enfermedad de Lyme. Cuando se sospecha de la enfermedad de Lyme, los médicos de urgencias deben obtener serología de la enfermedad de Lyme y comenzar el tratamiento con doxiciclina. Si la serología de la enfermedad de Lyme es negativa, se pueden reconsiderar los corticosteroides cuando se disponga de resultados. (Garro & Nigrovic, 2017)

*Antivirales.* La terapia antiviral se ha utilizado para tratar la parálisis facial periférica debido a la asociación con la infección por el virus del herpes simple, que no puede distinguirse de otras formas de parálisis facial periférica según la presentación clínica. Una revisión sistemática Cochrane de 2015 encontró un beneficio cuando se usaron antivirales además de corticosteroides en comparación con corticosteroides solos, pero los autores reconocieron las limitaciones de la evidencia de baja calidad. (Madhok et al., 2016) Se recomienda el uso de antivirales, valaciclovir o famciclovir sobre aciclovir, más corticosteroides para pacientes con parálisis de Bell severa, para quienes los efectos adversos y los costos de la medicación antiviral se mitigan con un mayor riesgo de recuperación incompleta. (Hernandez & Med, 2016)

*Tabla 4. Medicamentos para la parálisis facial periférica en adultos*

*Medicamentos para la parálisis facial periférica en adultos*

| Medicamento | Dosis | Grado de recomendación |
| --- | --- | --- |
| Prednisolona | 25 mg dos veces al día por 10 días<br>o<br>60 mg una vez al día por 5 días, seguido de una disminución gradual de 10 mg / día a partir del día 6 en adelante | Clase I |
| Aciclovir | 400 mg dos veces al día por 10 días<br>o<br>800 mg 5 veces al día por 7 días | Clase IIb |
| Valaciclovir | 1 gr VO tres veces al día por 7 días | Clase IIb |

Fuente: (Josef G Heckmann et al., 2017)

**Cirugía**

Debido a que la fisiopatología conocida de la parálisis de Bell es el edema nervioso y el atrapamiento nervioso asociado por la estructura ósea circundante, esto ha llevado a los cirujanos a abogar por la descompresión quirúrgica. La descompresión quirúrgica implica la eliminación del entorno óseo del nervio. No se recomienda la descompresión quirúrgica en la fase aguda de la enfermedad, ya que faltan pruebas convincentes de beneficio y las complicaciones pueden ser graves. (Sullivan, Daly, & Gagyor, 2016)

1. Akçakaya, N. H., Gökmen, M. H. A., Parman, Y. G., Deymeer, F., & Oflazer, P. (2016). Differential Diagnosis Approach to Bilateral Peripheral Facial Paralysis: A Case Report. Turkish Journal of Neurology, 22, 196–198. https://doi.org/10.4274/tnd.02212

2. Álvarez, C. A., Mora, N., & González, R. (2015). Parálisis Facial Periférica: Enfoque desde la medicina física y rehabilitación en Costa Rica. REVISTA MEDICA DE COSTA RICA Y CENTROAMERICA, 72(615), 249–255. Retrieved from https://www.medigraphic.com/pdfs/revmedcoscen/rmc-2015/rmc152e.pdf

3. Benítez, S., Danilla, S., Troncoso, E., Moya, A., & Mahn, J. (2016). Manejo integral de la parálisis facial. Revista Médica Clínica Las Condes, 27(1), 22–28. Retrieved from https://www.sciencedirect.com/science/article/pii/S0716864016000055?via%3Dihub

4. Cervantes, I., Villalobos, D., & Bolaños, C. (2019). Abordaje de la parálisis de Bell: diagnóstico y tratamiento. Revista Médica Sinergia, 4(6), 81–89. https://doi.org/https://doi.org/10.31434/rms.v4i6.247

5. Garro, A., & Nigrovic, L. E. (2017). Managing Peripheral Facial Palsy. Annals of Emergency Medicine, 1–7. https://doi.org/10.1016/j.annemergmed.2017.08.039

6. Heckmann, Josef G, Lang, C., Urban, P., Glocker, F. X., Weder, B., Reiter, G., … Ohrenheilkunde, H.-. (2017). Treatment for Idiopathic Facial Nerve Palsy (Bell's palsy). Aktuelle Neurologie, 712–727. https://doi.org/10.1055/s-0043-118088

7. Heckmann, Josef Georg, Urban, P. P., Pitz, S., Guntinas-lichius, O., & Gágyor, I. (2019). The Diagnosis and Treatment of Idiopathic Facial Paresis (Bell's Palsy). Dtsch Arztebl International, 116, 692–702. https://doi.org/10.3238/arztebl.2019.0692

8. Henkel, K., Lange, P., Eiffert, H., Nau, R., & Spreer, A. (2016). Infections in the differential diagnosis of Bell ' s palsy : a plea for performing CSF analysis. Infection. https://doi.org/10.1007/s15010-016-0933-8

9. Hernandez, J. M., & Med, J. S. (2016). Do Antiviral Medications Improve Symptoms in the Treatment of Bell's Palsy? Annals of Emergency Medicine. https://doi.org/10.1016/j.annemergmed.2016.05.026

10. Madhok, V., Gagyor, I., Daly, F., Somasundara, D., Sullivan, M., Gammie, F., & Sullivan, F. (2016). Corticosteroids for Bell's palsy (idiopathic facial paralysis) (Review). Cochrane Database of Systematic Reviews, (7). https://doi.org/10.1002/14651858.CD001942.pub5.www.cochranelibrary.com

11. Owusu, J. A., & Stewart, C. (2018). Facial Nerve Paralysis. Medical Clinics of North America, 1–9. https://doi.org/10.1016/j.mcna.2018.06.011

12. Reich, S. G. (2017). Bell's Palsy. American Academy of Neurology, 23(2), 447–466. https://doi.org/10.1212/CON.0000000000000447

13. Sullivan, F., Daly, F., & Gagyor, I. (2016). Antiviral Agents Added to Corticosteroids for Early Treatment of Adults With Acute Idiopathic Facial Nerve Paralysis ( Bell Palsy ). JAMA Clinical Evidence Synopsis, 316(8), 874–875.

14. Vallejo, R., Rosa, M., Ortega, E., Gómez, P., & Panadero, F. (2017). Parálisis Facial Periférica. Retrieved August 20, 2020, from https://botplusweb.portalfarma.com/documentos/2017/12/13/120422.pdf

15.Vakharia, K., & Vakharia, K. (2016). Bell's Palsy. Facial Plastic Surgery Clinics of North America, 24(1), 1–10. https://doi.org/10.1016/j.fsc.2015.08.001

16.Vallejo, R., Rosa, M., Ortega, E., Gómez, P., & Panadero, F. (2017). Parálisis Facial Periférica. Retrieved August 20, 2020, from https://botplusweb.portalfarma.com/documentos/2017/12/13/120422.pdf

17.Zhang, W., Xu, L., Luo, T., Wu, F., Zhao, B., & Li, X. (2020). The etiology of Bell' s palsy: a review. Journal of Neurology, 267, 1896–1905. https://doi.org/10.1007/s00415-019-09282-4

18.Zimmermann, J., Jesse, S., Kassubek, J., Pinkhardt, E., & Ludolph, A. C. (2019). Differential diagnosis of peripheral facial nerve palsy : a retrospective clinical , MRI and CSF – based study. Journal of Neurology, (0123456789). https://doi.org/10.1007/s00415-019-09387-w

# CAPÍTULO 3

**Marco Antonio Cisneros Abarca**
*Hipoacusia*

**Introducción**

En algún momento de su vida, gran parte de la población ha experimentado hipoacusia, definida como la disminución o pérdida de la sensibilidad auditiva en uno o ambos oídos, constituyendo un frecuente motivo de consulta en la práctica diaria del médico general (Lee & Bance, 2019).

A lo largo de la historia la hipoacusia, ha sido un problema de salud pobremente diagnosticado y por ende no muy bien tratado, no se cuenta con registros históricos fidedignos específicos de este síntoma, sin embargo, se sabe que no es un problema actual ya que el célebre pintor y grabador español Francisco Goya (1746 – 1828), quien al igual que 500 millones de personas en todo el mundo hoy en día sufren de hipoacusia (Vos et al., 2017), constituyendo una de las principales causas de discapacidad, F. Goya perdió la audición alrededor de 1793, nunca tuvo un diagnóstico claro debido al poco conocimiento de la nosología de esta enfermedad y la inexistencia de las sofisticadas pruebas con las que hoy en día contamos, como resultado este célebre personaje pasó desde la administración de sales de mercurio, hasta la terapia eléctrica sin resultados favorables y aunque hoy en día un gran número de los otorrinolaringólogos como parte del tratamiento recomiendan la administración de glucocorticoides de manera temprana para la hipoacusia progresiva y posterior sordera en pacientes con cuadro clínico similar a Goya. A pesar de la falta de estudios que respalden dicha alternativa, hoy en día con los avances tecnológicos quizás la mejor alternativa hubiese sido la colocación de un implante coclear en un nivel de hipoacusia inferior al que llegó a desarrollar Goya (Hertzano et al., 2019).

De acuerdo con el Global Border of Disease Study (GBD), la hipoacusia es la cuarta causa de discapacidad en todo el mundo e indica una carga alarmantemente alta para los servicios de salud y un motivo de consulta más frecuente de lo esperado en la práctica diaria, en el mismo estudio de la GBD en el 2010 la hipoacusia fue la undécima causa de Años Vividos con Discapacidad (AVD), pero en el 2013 – 2015 y 2016 la hipoacusia tuvo un interesante incremento en el número de casos, constituyendo para el 2016 la cuarta causa de AVD, transformándose en una preocupación importante para la salud mundial (Wilson et al., 2017).

La prevalencia de la hipoacusia aumenta de forma exponencial a medida que lo hace la edad, afectando al 42% de las personas mayores de 50 años y se incrementa llegando a afectar al 71% de las personas mayores de 70 años, trayendo consigo complicaciones relacionadas a la hipoacusia tales como tasas más altas de depresión, hospitalizaciones, riesgo de caídas y aumenta cerca de 5 veces el riesgo de demencia en este grupo etario (Vos et al., 2017) (Lee & Bance, 2019). En el Reino Unido (UK por sus siglas en inglés) afecta a cerca de 11 millones de personas, en otras palabras a 1 de cada 6 habitantes, sin mostrar preferencia hacia hombres o mujeres, de los cuales alrededor de 900000 tienen pérdida severa de la audición (Vos et al., 2017), lastimosamente al momento no se cuenta con estudios epidemiológicos actualizados relacionados con este problema de salud en el Ecuador y Latinoamérica, pero se sabe que la hipoacusia afecta a cerca de 215,6 millones de estadounidenses cuyos rangos de edad van desde los 45,9 años en hombres a 51,7 años en las mujeres de acuerdo a la   National Health Interview Surveys (NHIS) (Lin et al., 2019).

Al ser una enfermedad altamente prevalente en dependencia a la edad, los costos para el servicio sanitario derivados de la discapacidad auditiva oscilan entre $3,3 millones y $12,8 millones anuales solo en los Estados Unidos, esto incluye costos médicos directos, gastos por discapacidad y costos indirectos por pérdida de productividad y gastos de los cuidadores (Huddle et al., 2017).

La hipoacusia es un síntoma bastante frecuente, de igual forma la etiología tiende a ser multifactorial, pudiendo ocurrir al realizar un vuelo o al realizar un viaje de áreas de baja altitud hacia zonas de gran altitud y sobre todo si este ascenso es rápido (cuestión de horas) se desarrolla sensación de plenitud auditiva y la consiguiente necesidad de descompresión para escuchar mejor, de igual forma puede ocurrir durante una infección de oído o el otro extremo es la pérdida neurosensorial (Weber, 2020).

Existen en la actualidad varias formas para clasificar a la hipoacusia, sin embargo, para facilitar su comprensión, se ha tomado en cuenta la clasificación en base a la porción del oído probablemente implicada, es así que la hipoacusia la podemos clasificar en:

Hipoacusia neurosensorial: Cuando está involucrado el oído interno, la cóclea o el nervio auditivo, la presbiacusia, o pérdida auditiva relacionada con la edad, es el tipo más común de pérdida neurosensorial. La causa de la presbiacusia es multifactorial, con contribuciones de factores genéticos, envejecimiento, estrés oxidativo, cambios vasculares cocleares y factores ambientales (p. Ej., Ruido, tabaco, alcohol, ototoxinas) (Cunningham & Tucci, 2017).

Hipoacusia conductiva: Reciben esta denominación todas aquellas causas que limitan el acceso del sonido transportado por vía aérea, dentro de las causas más frecuentes se menciona a la impactación de cerumen, líquido en oído medio o fijación de los huesecillos propios del oído.

Hipoacusia mixta: Se denomina de esta manera a toda aquella causa de hipoacusia que tiene un componente tanto conductivo como neurosensorial Tabla 1 (Uy & Forciea, 2013).

| Conductiva | | Neurosensorial |
| --- | --- | --- |
| Oído externo | Oído medio | |
| Tapón de cerumen | Atresia congénita o malformación de la cadena osicular | Hipoacusia hereditaria |
| Soriasis | Otitis media | Infecciones virales congénitas |
| Exostosis | Colesteatoma | Malformaciones congénitas |
| Osteoma | Otosclerosis | Presbiacusia |
| Carcinoma de células escamosas | Perforación de membrana timpánica | Meningitis |
| Trauma | Trauma del hueso temporal | Tirotoxicosis |
| Otitis externa | | Cocleitis viral |
| Microtia o atresia congénita | Tumores glómicos | Fármacos ototóxicos |
| | | Enfermedad de Meniere |
| | | Barotrauma |
| | | Meningioma |
| | | Esclerosis múltiple |

*Tabla 1 Etiología de la hipoacusia (Weber, 2020).*

Tomando en cuenta el grado de discapacidad auditiva no existe una definición universalmente aceptada, ni existe una escala de pérdida auditiva adoptada universalmente ya que la caracterización de la pérdida auditiva requiere una audiometría tonal pura medida en decibelios (dB), dicho esto, una persona con audición normal puede escuchar sonidos tan suaves como 25 dB; el habla conversacional es de 45 a 60 dB Tabla 2 (Michels et al., 2019; WHO | Grades of hearing impairment, s. f.).

| Severidad | Grado de perdida auditiva en mejor oído (dB) | | | Sonidos que puede o no escucharse |
| --- | --- | --- | --- | --- |
| | Modelo de Clark | Modelo CDC | Modelo OMS | |
| Normal | 10 a 15 | ≤ 25 | ≤ 25 | Respiración normal |
| Escaso | 16 - 25 | - | - | Puede oír susurros a 1,5m |
| Leve | 26 - 40 | 26 - 40 | 26 - 40 | Dificultad para escuchar un habla suave, sonidos silenciosos de la biblioteca o habla a distancia o con ruido de fondo. |
| Moderado | 41 -55 | 41 - 55 | 41 - 60 | Dificultad para escuchar el habla regular, incluso a distancias cortas. |
| Moderadamente severo | 56 - 70 | 56 - 70 | - | Dificultad extrema para escuchar una conversación normal; Puede oír el cepillo de dientes eléctrico. |
| Severo | 71 a 90 | 71 a 90 | 61 a 80 | No puede escuchar la mayor parte del habla conversacional, solo el habla o escucha sonidos fuertes. |
| Profundo | ≥ 91 | ≥ 91 | ≥ 81 | Puede percibir sonidos fuertes o vibraciones. |

*Tabla 2 Modelos para clasificar el grado de discapacidad auditiva (Clark, 1981; Michels et al., 2019; WHO | Grades of hearing impairment, s. f.)*

**Diagnóstico Clínico**

La mayor parte de pacientes que acuden a consulta médica, lo hacen ya sea por pérdida autopercibida de la audición o por la preocupación de un familiar allegado que nota dificultad para la comprensión y participación en una conversación, necesidad de subir el volumen al televisor o pedir con frecuencia a otros que repitan las cosas (Lee & Bance, 2019).

Cualquier paciente cuyo motivo de consulta es disminución de la capacidad auditiva, debe tener una historia clínica auditiva completa y ciertos exámenes. Dentro de las principales preguntas están el tiempo de evolución del cuadro; si es bilateral o unilateral; que tan bien entiende las palabras; si la hipoacusia se produce únicamente cuando está en ambientes ruidosos o es igual en ambientes tranquilos; existencia de supuración o dolor asociado a la pérdida auditiva; antecedentes de traumatismos, incluidos ruido y barotrauma o introducción de cuerpo extraño; antecedentes de infecciones; antecedentes de cirugías previas; existencia de tinitus, vértigo o desequilibrio asociado; antecedentes familiares de hipoacusia, sobre todo si esta es de rápida progresión; uso de medicamentos; asociación con cefalea o alteraciones visuales antes, durante o después de los episodios de hipoacusia; y antecedentes patológicos como diabetes, hipertensión, enfermedades coronarias, enfermedades autoinmunes; hábitos como tabaquismo (Cunningham & Tucci, 2017).

**Examen Físico:**
El examen de algunos pacientes incluirá solo pruebas simples que se pueden realizar en un consultorio de atención primaria, sin embargo, muchos pacientes requerirán pruebas audiológicas formales u otras pruebas especializadas(Lustig & Schindler, 2020).

**Otoscopia:**
El oído debe examinarse en busca de impactación de cerumen, exostosis u otras anomalías del canal externo, además de perforación, retracción o derrame detrás de la membrana timpánica, el examen debe incluir los nervios craneales porque los tumores del nervio auditivo (neuroma acústico) y el accidente cerebrovascular pueden afectar los nervios craneales V y VII, además se deben examinar la cabeza y el cuello para detectar masas y linfadenitis; si están presentes, sugieren una infección o cáncer, las pruebas de audición junto a la cama y las pruebas de diapasón pueden ayudar a determinar la presencia y el tipo de pérdida auditiva (Lustig & Schindler, 2020).

**Prueba de voz susurrada:**

Una revisión sistemática de la prueba de voz susurrada concluyó que en cuatro estudios en adultos, la sensibilidad para la discapacidad auditiva fue del 90 al 100 por ciento y la especificidad fue del 70 al 87 por ciento (Pirozzo et al., 2003). Para realizar una prueba de voz susurrada, parece con el brazo extendido detrás del paciente (para evitar la lectura de labios) y enmascara la audición en un oído ocluyendo el canal auditivo y frotando el trago con un movimiento circular. Susurre una secuencia corta de letras y números y pídale al paciente que los repita. Pruebe el otro oído de manera similar (Lycke et al., 2018).

**Diapasón:**

La prueba del diapasón es parte de la valoración auditiva del paciente con hipoacusia ya que los pacientes que no pueden oír un diapasón de 256 Hz pero pueden oír un diapasón de 512 Hz tienen una pérdida auditiva de aproximadamente 10 a 15 dB; los pacientes que no pueden oír un diapasón de 512 Hz tienen una pérdida aproximada de al menos 20 a 30 dB. Un oído que oye normalmente debe tener conducción aérea (ondas de sonido que viajan a la membrana timpánica y se convierten en sonido en el oído interno) que es más fuerte que la conducción ósea (sonido transmitido a través de la vibración del cráneo hacia la cóclea). Las pruebas de Weber y Rinne examinan la adecuación relativa de la conducción del sonido por aire y hueso (Kelly et al., 2018).

**Prueba de Weber:**

Se coloca la base del diapasón en la glabela, puente nasal y arcada dental superior y preguntando al paciente si el sonido es más fuerte en un oído o la otra. El sonido se escucha por igual en ambos oídos en pacientes con pérdida auditiva normal o simétrica (Kelly et al., 2018).

**Prueba de Rinne:**

Se lleva a cabo colocando la base del diapasón sobre las apófisis mastoides de cada lado para la valoración de la conducción ósea, seguido a esto con el diapasón aun vibrando se lo lleva cerca del oído para la valoración de la conducción aérea, se produce un resultado anormal cuando el sonido es al menos igual de fuerte o más fuerte cuando se coloca el diapasón sobre el hueso en comparación a cuando se coloca junto a la oreja (hueso> conducción aérea), la prueba de Rinne se considera normal cuando la horquilla vibratoria colocada cerca del oído es más fuerte que cuando se coloca en el hueso mastoideo (conducción de aire> hueso) (Kelly et al., 2018).

La verdadera utilidad de la prueba de Weber y Rinne radica en la diferenciación de la hipoacusia conductiva de la neurosensorial Tabla 3:

|  | Prueba de Weber | Prueba de Rinne |
| --- | --- | --- |
| Hipoacusia conductiva | | |
| Oído bueno | Normal | Normal |
| Oído sano | Lateralizado | Anormal |
| Hipoacusia neurosensorial | | |
| Oído bueno | Lateralizado | Normal |
| Oído malo | Normal | Normal |

*Tabla 3 Interpretación de las pruebas de Weber y Rinne (Kelly et al., 2018).*

**Exámenes Complementarios:**
Los pacientes sin una etiología evidente de la pérdida auditiva (como otitis externa o impactación del cerumen) deben someterse a pruebas audiológicas formales, la evaluación audiológica formal la realiza un audiólogo en un entorno insonorizado esta evaluación proporciona información muy precisa y detallada sobre la capacidad auditiva del paciente y el audiograma formal, con timpanograma proporciona información definitiva sobre el sitio de la lesión (Paul & Roland, 2015).

Prueba de conducción aérea y ósea de tonos puros: la prueba de tono puro se conoce comúnmente como audiograma, el paciente se encuentra en una cabina insonorizada y el audiólogo evalúa la sensibilidad o capacidad para escuchar estímulos de tonos puros en las frecuencias de 250, 500, 1000, 2000, 4000 y 8000 hz, el umbral para cada estímulo se determina encontrando el nivel de dB en el que el paciente puede detectar el tono el 50 por ciento del tiempo (Paul & Roland, 2015).

La audición se prueba con conducción aérea y ósea, la conducción aérea evalúa la capacidad de escuchar con auriculares a través del mecanismo normal de audición, sonido a través del conducto auditivo externo y membrana timpánica y luego del sistema del oído medio. La conducción ósea se prueba con un oscilador óseo, el oscilador se coloca en la mastoides y se mantiene en su lugar, estimulando el ruido que ingresa al cráneo y sin pasar por los oídos medios al poner el líquido y la cóclea en movimiento directamente con la vibración ósea. Cualquier diferencia entre los umbrales de conducción aérea y ósea se conoce como brecha aire / hueso; una brecha es consistente con la pérdida auditiva conductiva (Paul & Roland, 2015).

Audiometría vocal: consta de dos partes, el umbral de recepción del habla y la puntuación de discriminación de palabras.

Umbral de repetición del habla: es el nivel más suave en el que un paciente puede repetir correctamente el 50 por ciento de las palabras presentadas. Las palabras son de dos sílabas en las que se acentúa cada sílaba, como avión, sillón o panqueque. El umbral de repetición del habla se registra en decibelios y sirve como una verificación cruzada de los umbrales de conducción de aire de tono puro, es típicamente igual al promedio de conducción aérea de tono puro, ± 6 dB (Paul & Roland, 2015).

Otras pruebas: se sabe que varias anomalías metabólicas causan o están asociadas con la pérdida auditiva neurosensorial. Por lo tanto, una evaluación de una pérdida auditiva neurosensorial inexplicable debe incluir una evaluación de laboratorio completa que incluya lo siguiente:

Medición de azúcar en sangre; la enfermedad de los vasos pequeños como resultado de la vasculopatía diabética puede causar isquemia coclear (Paul & Roland, 2015).

Hemograma completo con diferencial; la anemia o una discrasia de glóbulos blancos pueden provocar una pérdida auditiva neurosensorial por un mecanismo desconocido que puede implicar una disminución de la oxigenación, un microbloqueo de vasos o una infección (Michels et al., 2019).

Hormona estimulante del tiroides para descartar hiper o hipotiroidismo (Michels et al., 2019).

Prueba serológica para sífilis (Michels et al., 2019).

Pruebas serológicas para el síndrome de Sjogren (ANA, RF, anti-Ro y anti-La) en pacientes con sequedad de ojos o boca (Michels et al., 2019).

Los pacientes con hipoacusia conductiva inexplicable deben someterse a una tomografía computarizada del hueso temporal (Michels et al., 2019).

Los pacientes con hipoacusia neurosensorial asimétrica unilateral, fluctuante o inexplicable deben someterse a una resonancia magnética con gadolinio (Michels et al., 2019).

Los pacientes con pérdidas distintas de la presbiacusia (pérdida auditiva por envejecimiento) deben ser evaluados por un otorrinolaringólogo (Michels et al., 2019).

Los pacientes cuya pérdida auditiva no mejora con los audífonos tradicionales deben ser evaluados por un centro que realiza varios tipos de implantes para la audición (por ejemplo, implantes cocleares, implantes Baha o implantes de oído medio de varios tipos) (Michels et al., 2019).

| Componente | Descripción | Utilidad |
|---|---|---|
| Historial auditivo | Preguntas sobre la duración y variabilidad de los síntomas, acúfenos, vértigo, traumatismos, afecciones médicas, medicamentos, exposición al ruido y a ototoxinas, antecedentes familiares | Determina la sospecha etiológica de la hipoacusia. |
| Examen físico centrado en la audición | Inspección del oído externo y otoscopia | Debe excluir la impactación de cerumen antes de realizar más pruebas. |
| Audiometría de tono puro | Tonos puros presentados en un oído a la vez a través de auriculares o audífonos, generalmente en una cabina de sonido. | Determina el nivel más suave en el que se puede escuchar cada frecuencia (umbral de tono puro). |

| | | |
|---|---|---|
| Discriminación del habla (puntuación de reconocimiento de palabras) | Sílabas repetidas en cada oído a un volumen previamente identificado como audible | Puede identificar dificultades de procesamiento central que no se esperan basándose únicamente en la capacidad auditiva |
| Prueba de audición en ruido | Oraciones repetidas en silencio y con ruido de fondo; El ruido proviene de diferentes direcciones | Los pacientes con presbiacusia suelen tener más dificultad para oír con ruido de fondo; Ayuda a predecir la relación señal-ruido que puede ser necesaria en los audífonos; La pérdida auditiva direccional que no se explica por los umbrales de tono puro puede reflejar un problema de procesamiento auditivo central. |
| Conducción ósea | Oscilador de hueso pequeño colocado sobre mastoides. | Se utiliza para caracterizar la pérdida auditiva conductiva. |

*Tabla 4 Componentes de la evaluación audiológica (Michels et al., 2019).*

**Diagnóstico Diferencial Y Manejo:**

| Localización | Condición | Síntomas | Examen físico | Manejo |
|---|---|---|---|---|
| Pabellón auricular, conducto auditivo externo | Obstrucción del canal externo por cerumen. | Inicio gradual; otalgia poco común | Tapón de cerumen. | Eliminación de cerumen mediante irrigación o curetaje. |
| | Obstrucción del canal externo por exostosis (oreja de surfista) | Inicio gradual; otalgia poco común | Canal de forma anormal con masa | Escisión de exostosis obstructiva |
| | Obstrucción del canal externo por cuerpo extraño | Inicio gradual; Otalgia poco común | Cuerpo extraño en canal | Remisión de cuerpo extraño. |
| | Otitis externa | Otalgia, supuración. | Canal inflamado con detritos celulares | Antimicrobiano y antiinflamatorio tópico |

| | | | | |
|---|---|---|---|---|
| Oído medio | Colesteatoma | Otitis media recurrente, antecedentes de perforación, aparición gradual de hipoacusia, otorrea, otalgia tardía | Membrana timpánica con bolsa de retracción y detritos; masa blanca detrás de la membrana timpánica | Tomografía computarizada sin contraste del hueso temporal; escisión, a menudo con mastoidectomía, con reconstrucción de la cadena osicular si es posible |
| | Rotura de la cadena osicular | Trauma, otitis media recurrente | Usualmente normal, en algunos casos mal posición del martillo y yunque. | Tomografía computarizada sin contraste del hueso temporal; reconstrucción de la cadena osicular. |
| | Otitis media con derrame. | Fiebre con otalgia | Membrana timpánica eritematosa; inmóvil en otoscopia neumática | Antibióticos, manejo expectante; miringotomía para derrame refractario |
| | Otosclerosis | Pérdida auditiva bilateral gradual e indolora que se presenta entre los 30 y los 50 años; tinnitus; mejor para escuchar el habla en entornos ruidosos | Membrana timpánica usualmente normal | Audífono; considerar la estapedectomía u otro procedimiento quirúrgico |
| Membrana timpánica | Perforación, timpanosclerosis | Barotrauma o traumatismo craneal / auditivo, otitis media reciente o recurrente | Defecto visible o cicatrices | Antibióticos si hay infección; timpanoplastia si la perforación no cicatriza en dos meses; derivación e imágenes por vértigo, síntomas graves o parálisis facial. |

*Tabla 5 Diagnostico diferencial y manejo de las causas más frecuentes de hipoacusia (Michels et al., 2019).*

1. Clark, J. G. (1981). Uses and abuses of hearing loss classification. ASHA, 23(7), 493-500.

2. Cunningham, L. L., & Tucci, D. L. (2017). Hearing Loss in Adults. The New England Journal of Medicine, 377(25), 2465-2473. https://doi.org/10.1056/NEJMra1616601

3. Hertzano, R., Tomlinson, J. A., & Mackowiak, P. A. (2019). Goya's Lost Hearing: A Twenty-First Century Perspective on Its Cause, Effects and Possible Treatment. The American Journal of the Medical Sciences, 357(4), 275-279. https://doi.org/10.1016/j.amjms.2018.12.009

4. Huddle, M. G., Goman, A. M., Kernizan, F. C., Foley, D. M., Price, C., Frick, K. D., & Lin, F. R. (2017). The Economic Impact of Adult Hearing Loss: A Systematic Review. JAMA Otolaryngology-- Head & Neck Surgery, 143(10), 1040-1048. https://doi.org/10.1001/jamaoto.2017.1243

5. Kelly, E. A., Bin, L., & Adams, M. E. (2018, agosto). Diagnostic Accuracy of Tuning Fork Tests for Hearing Loss: A Systematic Review. Otolaryngology--head and neck surgery : official journal of American Academy of Otolaryngology-Head and Neck Surgery; Otolaryngol Head Neck Surg. https://doi.org/10.1177/0194599818770405

6. Lee, J. W., & Bance, M. L. (2019). Hearing loss. Practical Neurology, 19(1), 28-35. https://doi.org/10.1136/practneurol-2018-001926

7. Lin, H. W., Mahboubi, H., & Bhattacharyya, N. (2019). Hearing Difficulty and Risk of Mortality. Ann Otol Rhinol Laryngol, 614-618.

8. Lustig, L. R., & Schindler, J. S. (2020). Hearing Loss. En M. A. Papadakis, S. J. McPhee, & M. W. Rabow (Eds.), Current Medical Diagnosis and Treatment 2020 (Vol. 1-Book, Section). McGraw-Hill Education. accessmedicine.mhmedical.com/content.aspx?aid=1166163754

9. Lycke, M., Lefebvre, T., Cool, L., Van Eygen, K., Boterberg, T., Schofield, P., & Debruyne, P. R. (2018). Screening Methods for Age-Related Hearing Loss in Older Patients with Cancer: A Review of the Literature. Geriatrics (Basel, Switzerland), 3(3). https://doi.org/10.3390/geriatrics3030048

10. Michels, T. C., Duffy, M. T., & Rogers, D. J. (2019). Hearing Loss in Adults: Differential Diagnosis and Treatment. American Family Physician, 100(2), 98-108.

11. Paul, B. C., & Roland, J. T. (2015). An abnormal audiogram. JAMA, 313(1), 85-86. https://doi.org/10.1001/jama.2014.12418

12. Pirozzo, S., Papinczak, T., & Glasziou, P. (2003). Whispered voice test for screening for hearing impairment in adults and children: Systematic review. BMJ (Clinical Research Ed.), 327(7421), 967. https://doi.org/10.1136/bmj.327.7421.967

13. Uy, J., & Forciea, M. A. (2013). In the clinic. Hearing loss. Annals of Internal Medicine, 158(7), ITC4-1; quiz ITC4-16. https://doi.org/10.7326/0003-4819-158-7-201304020-01004

14. Vos, T., Abajobir, A. A., Abate, K. H., Abbafati, C., Abbas, K. M., Abd-Allah, F., Abdulkader, R. S., Abdulle, A. M., Abebo, T. A., Abera, S. F., Aboyans, V., Abu-Raddad, L. J., Ackerman, I. N., Adamu, A. A., Adetokunboh, O., Afarideh, M., Afshin, A., Agarwal, S. K., Aggarwal, R., ... Murray, C. J. L. (2017). Global, regional, and national incidence, prevalence, and years lived with disability for 328 diseases and injuries for 195 countries, 1990–2016: A systematic analysis for the Global Burden of Disease Study 2016. The Lancet, 390(10100), 1211-1259. https://doi.org/10.1016/S0140-6736(17)32154-2

15. Weber, P. (2020, agosto 15). Etiology of hearing loss in adults. UpToDate. https://www.uptodate.com/contents/etiology-of-hearing-loss-in-adults?search=hipoacusia&source=search_result&selectedTitle=1~150&usage_type=default&display_rank=1

16. WHO | Grades of hearing impairment. (s. f.). WHO; World Health Organization. Recuperado 28 de agosto de 2020, de http://www.who.int/deafness/hearing_impairment_grades/en/

17. Wilson, B. S., Tucci, D. L., Merson, M. H., & O'Donoghue, G. M. (2017). Global hearing health care: New findings and perspectives. Lancet (London, England), 390(10111), 2503-2515. https://doi.org/10.1016/S0140-6736(17)31073-5

# CAPÍTULO 4

**Carla Estefanía Tovar Noroña**
*Otitis Externa*

**Introducción**

La otitis externa es la inflamación del epitelio que recubre el conducto auditivo externo (CAE) y puede involucrar el pabellón auricular o la membrana timpánica, generalmente de causa infecciosa, secundaria a la ruptura de la barrera mecánica que proporciona el cerumen y la alcalinización del CAE en presencia del aumento de temperatura y humedad. Ocurre frecuentemente en época de verano, en relación con la exposición prolongada al agua. Cursa habitualmente con otalgia, otorrea, prurito e hipoacusia leve de transmisión. (Díaz, Zannin & Jiménez, 2018).

Hablar de Otitis externa involucra un grupo de patologías que presentan características propias, y por ello se describen a continuación.

**Otitis Externa Circunscrita**

Infección de una glándula pilosebácea del CAE por Staphylococcus aureus. Se piensa que el microorganismo migra desde las fosas nasales, donde se encuentra como germen no patógeno y se inocula a través del rascado. (López, Mora, Pinacho & García, 2019).

**Otitis Externa Difusa Bacteriana**

Dermoepidermitis de la piel del CAE, producida por Pseudomonas aeruginosa (67% de los casos) y Staphylococcus aureus. Asociado a factores que modifican el pH del CAE, como el baño en piscinas (otitis del nadador), erosiones y limpieza del CAE con bastoncillos. (López, Mora, Pinacho & García, 2019).

El manto lipídico que cubre la piel del CAE evita la invasión de agentes infecciosos a la dermis. Los lavados muy frecuentes impiden la reinstauración de esta cubierta grasa y cambian el pH ácido del medio, transformándolo en alcalino. El cerumen es un magma que cubre y protege las paredes del CAE, sólo debe extraerse cuando forma un tapón y obstruye el paso de la onda sonora. El uso de bastoncillos de limpieza empuja y aglomera el cerumen, desprotegiendo la zona externa. (Díaz, Zannin & Jiménez, 2018).

**Otitis Externa Fúngica (Otomicosis)**

Infección del CAE por hongos saprofitos oportunistas, principalmente Aspergillus spp. y Candida, favorecida por el empleo prolongado de gotas óticas con antibiótico y corticoide, por manipulación en procedimientos quirúrgicos en cavidades aticomastoideas, por  entrada de agua y por otitis externas bacterianas previas. (Zhang, Dai & Wang, 2013).

### Otitis Externa Maligna O Necrotizante

Se trata de un cuadro causado por Pseudomonas aeruginosa, poco frecuente pero muy grave, con una mortalidad cercana al 50%. Se extiende por los tejidos blandos próximos al hueso temporal, originando osteomielitis de la base del cráneo y tiende a producir afectación de pares craneales. Es típico en ancianos diabéticos y de inmunodeprimidos. La teoría patogénica más aceptada, es que sobre una otitis externa difusa, adquiere protagonismo Pseudomonas aeruginosa, en un medio especialmente favorable para su crecimiento y diseminación. Este germen produce endotoxinas, algunas de ellas neurotóxicas responsables de la neuropatía.   (López, Mora, Pinacho & García, 2019).

### Miringitis Bullosa

Infección por Mycoplasma pneumoniae que afecta a la membrana timpánica, en el contexto de una infección respiratoria por Mycoplasma. Una variante es la miringitis bullosa hemorrágica causada por virus como rinovirus, sincitial respiratorio, parainfluenza 1 y 4 y adenovirus.   (Díaz, Zannin & Jiménez, 2018).

### Zoster Ótico (Síndrome De Ramsay Hunt)

Enfermedad causada por la reactivación del virus varicela zoster, tras una primoinfección ocurrida generalmente en la infancia. No se trata únicamente de una otitis externa ya que el virus afecta al ganglio geniculado del VII par craneal, dando lugar a una parálisis facial homolateral frecuentemente irreversible. (Zhang, Dai & Wang, 2013).

### Diagnóstico

El diagnóstico correcto de una otitis externa, se debe llevar a cabo con una historia clínica completa. Teniendo en cuenta características propias de cada patología, obtenidas a través de una adecuada anamnesis y exploración física. Son necesarias las siguientes acciones al explorar el oído externo:

1.Inspección del pabellón auricular.
2.Valorar el signo del trago (dolor a la presión sobre el trago).
3.Otoscopia. Resulta el principal método diagnostico en la patología del oído externo y medio, traccionando del pabellón hacia atrás y hacia arriba para rectificar la curva del CAE (en el niño hacia atrás y hacia abajo). (Lee & Rosh, 2016).

**Otitis Externa Circunscrita**

Cursa con otalgia leve a moderada, signo del trago positivo y, si se fistuliza, habrá otorrea. En la otoscopia se observa una tumoración hiperémica circunscrita en el tercio externo del CAE, en el vértice un pequeño absceso centrado en un folículo piloso del conducto, con un tímpano normal. La otoscopia hay que realizarla con cuidado para no exacerbar el dolor. (Lee & Rosh, 2016).

*Figura 1. Otitis externa circunscrita*

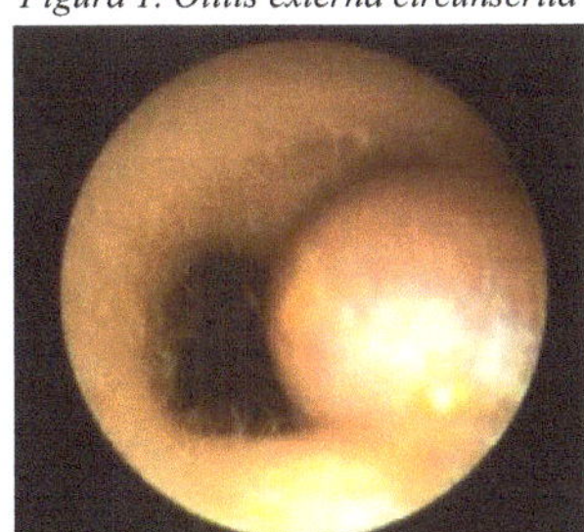

*Fuente: (Lagos & Winter, 2020).*

**Otitis Externa Difusa Bacteriana**

Cursa con otalgia intensa, signo del trago positivo y ocasional otorrea escasa muy líquida que cuando se seca forma unas costras amarillentas, como manifestación tardía. Existe enrojecimiento del pabellón auricular. (Lee & Rosh, 2016).

La otoscopia es muy dolorosa, por lo que se aconseja utilizar un espéculo de poco calibre. Antes se debe limpiar las secreciones y detritos para visualizar el campo necesario. Se observa edema del conducto que puede llegar a ocluirlo. (Díaz, Zannin & Jiménez, 2018).

*Figura 2. Otitis Externa Difusa.*

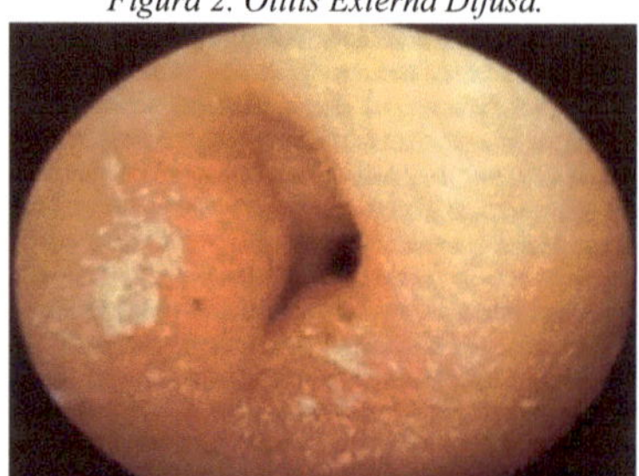

*Fuente: (Lagos & Winter, 2020).*

*Figura 3. Otitis Externa Difusa Con Oclusión Parcial Del Cae.*

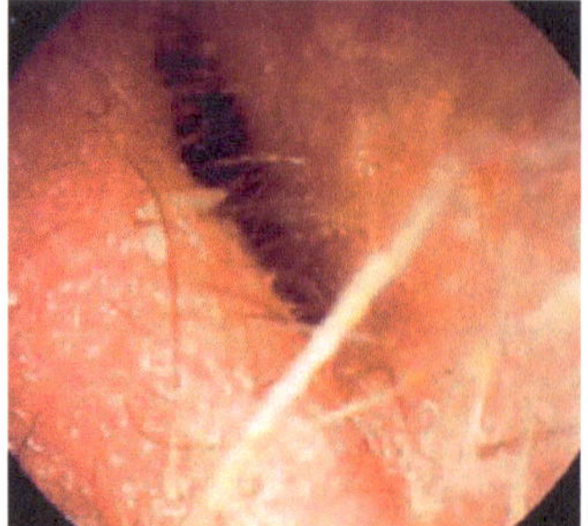

*Fuente: (Maul & Contreras, 2017).*

## Otitis Externa Fúngica (Otomicosis)

Cursa con prurito intenso, otorrea densa, grumosa y blanquecina, así como sensación de taponamiento ótico. La otoscopia pone de manifiesto un engrosamiento y enrojecimiento de las paredes del CAE, observándose hifas de color blanquecina en el caso de Candida, y negruzcas si se trata de Aspergillus niger. (Lee & Rosh, 2016).

*Figura 4. Otomicosis. Hifas Blanquecinas Por Candida.*

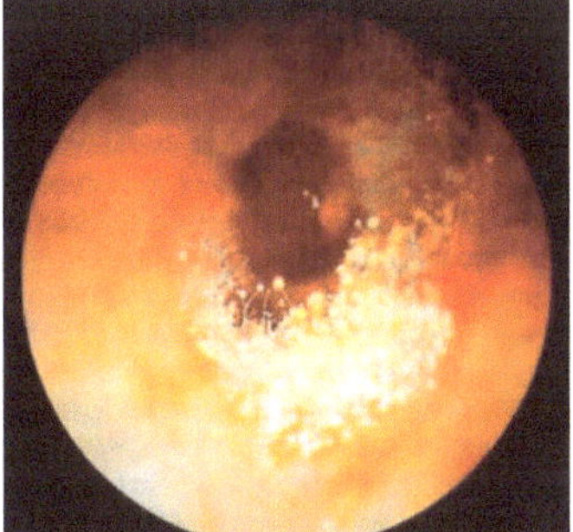

*Fuente: (López & García, 2019).*

*Figura 5. Otomicosis. Hifas Negruzcas Por Aspergillus Niger.*

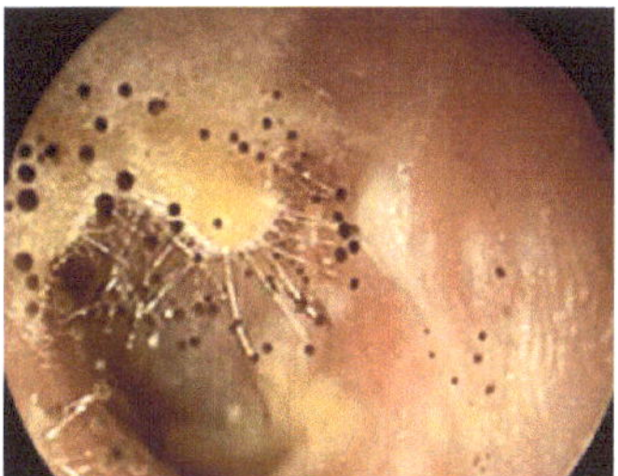

*Fuente: (Lagos & Winter, 2020).*

**Otitis Externa Maligna O Necrotizante**

Inicialmente afecta al CAE, y produce otalgia intensa que puede empeorar con movimientos cervicales, otorrea persistente e hipoacusia de transmisión ocasionado por la importante inflamación, la fiebre no es frecuente. Posteriormente se altera el VII par craneal con parálisis facial, y cuando se extiende a la base del cráneo afecta a los pares craneales IX, X, XI y XII. (Lee & Rosh, 2016).

En la otoscopia, llama la atención la presencia de tejido de granulación con formación de pólipos y detritos en las paredes del conducto. Además del diagnóstico clínico y otoscopico, se debe realizar una tomografía computarizada para valorar la afectación ósea, una gammagrafía con Tc-99 para un diagnostico precoz ya que muestra signos de osteítis y con Ga-67 para monitorizar la evolución y respuesta al tratamiento. (López, Mora, Pinacho & García, 2019).

*Figura 6. Otitis Externa Maligna. Pabellón Auricular.*

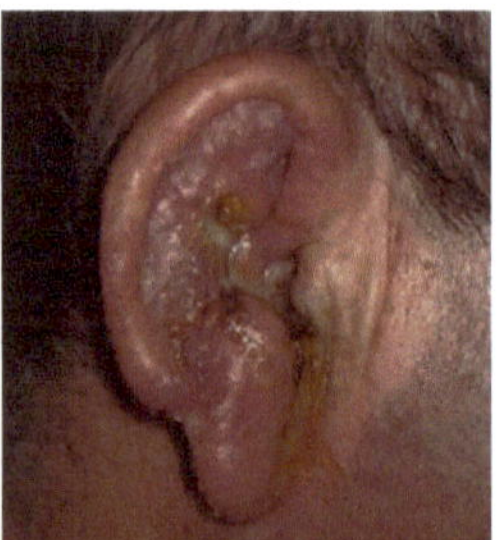

*Fuente: (López & García, 2019).*

*Figura 7. Otitis Externa Maligna. Otoscopia.*

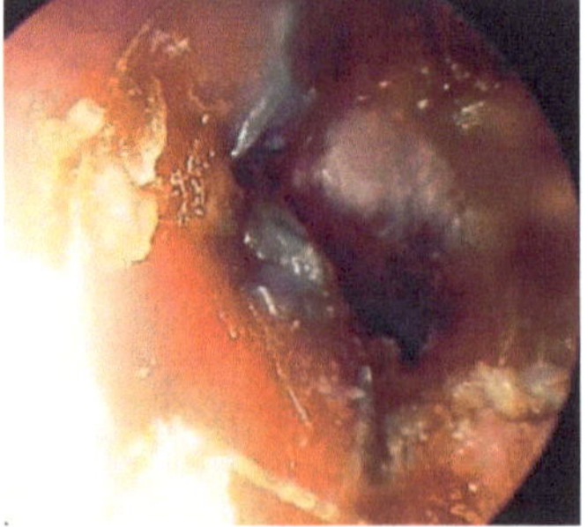

*Fuente: (Lagos & Winter, 2020).*

**Miringitis Bullosa**

Provoca otalgia intensa que cede con la rotura de las ampollas y otorrea. La otoscopia nos permite ver una o varias bullas de contenido líquido o hemorrágico sobre la membrana timpánica. (Zhang, Dai & Wang, 2013).

*Figura 8. Miringitis Bullosa Por Mycoplasma.*

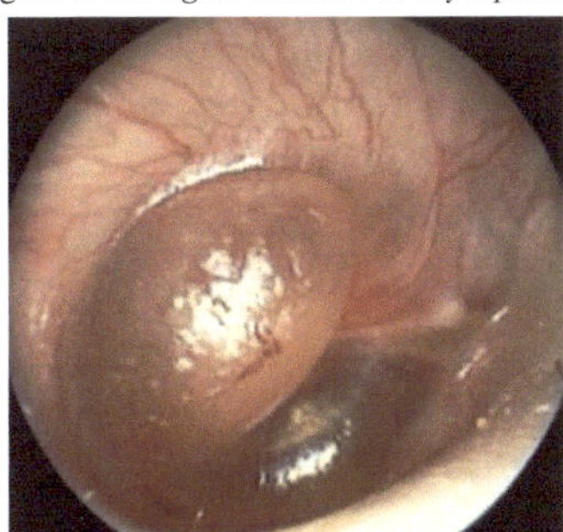

*Fuente: (Maul & Contreras, 2017).*

*Figura 9. Miringitis Bullosa Hemorrágica Por Rinovirus.*

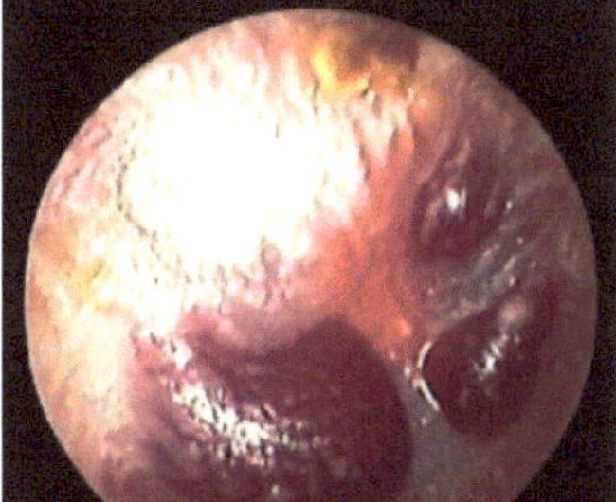

*Fuente: (Maul & Contreras, 2017).*

**Zoster Ótico (Síndrome De Ramsay Hunt)**

Presenta parálisis facial homolateral por afección de VII par craneal, otalgia y en ocasiones vértigo e hipoacusia si se desarrolla por completo. En el pabellón auricular, CAE y membrana timpánica, se observan vesículas confluyentes y la presencia de una adenomegalia satélite preauricular. (Zhang, Dai & Wang, 2013).

*Figura 10. Zoster Ótico. Pabellón Auricular.*

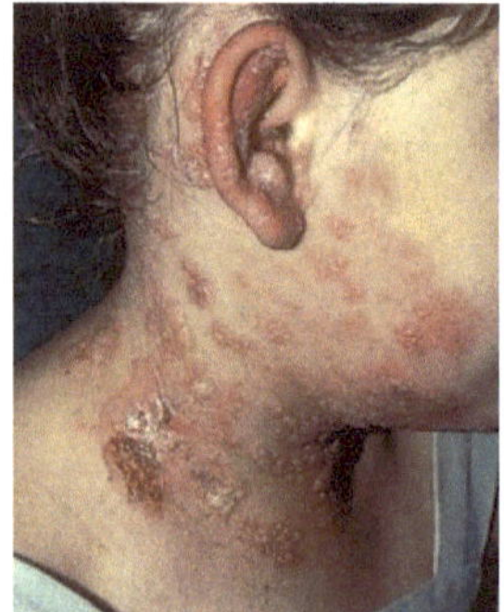

*Fuente: (Maul & Contreras, 2017)*

**Tratamiento**
**Otitis Externa Circunscrita**

El tratamiento es con cloxacilina o amoxicilina-ácido clavulánico por vía oral y mupirocina o bacitracina tópica. (Recomendación clase I, nivel de evidencia A). (Collier, Hlavsa, Piercefield, Beach, 2013).

El calor local facilita su drenaje espontaneo, si no drena en 48 horas se debe drenar bajo anestesia local en la zona más fluctuante, y en lesiones grandes dejar un drenaje de gasa, sobre él se instilarán gotas antibióticas. (Recomendación clase I, nivel de evidencia C). (Crowson, Schulz & Tucci, 2015).

### Otitis Externa Difusa Bacteriana

El tratamiento inicialmente es tópico, con gotas de antibiótico (ciprofloxacino, gentamicina) asociadas o no a corticoide. En infecciones con extensión preauricular graves o persistentes, y en inmunodeprimidos se administra antibiótico por vía oral. Además se deben aspirar las secreciones y no mojar el oído. (Recomendación clase I, nivel de evidencia A). (Crowson, Schulz & Tucci, 2015).

### Otitis Externa Fúngica (Otomicosis)

Tratamiento con limpieza frecuente de las secreciones, antifúngicos tópicos (clotrimazol y alcohol boricado). En inmunodeprimidos y en casos resistentes se emplea un antifúngico por vía oral (itraconazol). (Recomendación clase I, nivel de evidencia A). (Crowson, Schulz & Tucci, 2015).

### Otitis Externa Maligna O Necrotizante

Requiere tratamiento hospitalario, con antibioticoterapia intravenosa prolongada (seis semanas) con imipenem, meropenem, ciprofloxacino o cefepime, combinado con cirugía en algunas ocasiones. Requiere valoración por especialista. (Recomendación clase I, nivel de evidencia A). (Collier, Hlavsa, Piercefield, Beach, 2013).

### Miringitis Bullosa

Tiende a la curación espontánea en tres o cuatros días. A veces se asocia antibioticoterapia oral para prevenir la sobreinfección bacteriana y la evolución a otitis media aguda. (Recomendación clase I, nivel de evidencia C). (Crowson, Schulz & Tucci, 2015).

### Zoster Ótico (Síndrome De Ramsay Hunt)

El tratamiento ideal se basa en la utilización de aciclovir vía oral. Se recomienda corticoides para limitar el edema que comprime el nervio facial. (Recomendación clase II, nivel de evidencia A). (Collier, Hlavsa, Piercefield, Beach, 2013).

*Figura 11. Patologías Asociadas A Otitis Externa.*

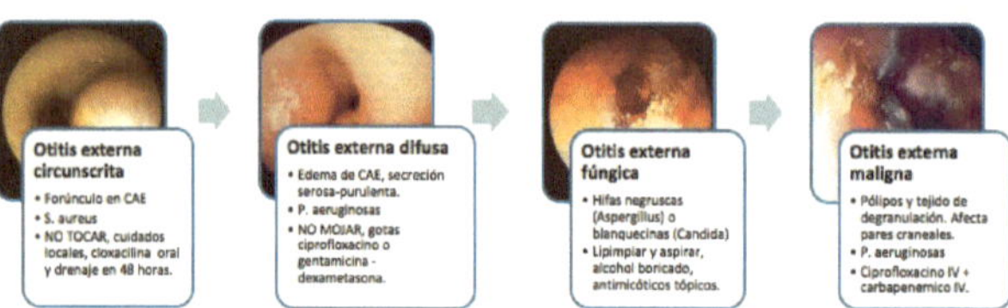



*Fuente: (López & García, 2019). (Recomendación clase I, nivel de evidencia A). Elaborado por la autora.*

1.López, D., Mora, R., Pinacho, M., & García, L. (2019). Manual CTO de Otorrinolaringología. Madrid: CTO Editorial.

2.[Guideline] Rosenfeld RM, Schwartz SR, Cannon CR, Roland PS, Simon GR, Kumar KA, et al. Clinical practice guideline: acute otitis externa. Otolaryngol Head Neck Surg. 2014 Feb. 150 (1 Suppl):S1-S24.

3.Lagos, V., & Winter, D. (2020). Otorrinolaringología para médicos generales. Santiago de Chile: Pontificia Universidad Católica de Chile Editorial.

4.Centers for Disease Control and Prevention (CDC). Estimated burden of acute otitis externa--United States, 2003-2007. MMWR Morb Mortal Wkly Rep. 2011 May 20. 60 (19):605-9.

5.Lee S, Rosh AJ. Otitis Externa in Emergency Medicine. Medscape Reference. Available at http://emedicine.medscape.com/article/763918-overview. Accessed: Apr 20, 2016.

6.Díaz M, Zannin I, Jiménez A. (2018). Patología inflamatoria del oído externo. Toledo Editorial.

7.Maul, X., & Contreras, D. (2017). Atlas Virtual de Patología Otorrinolaringológica. Santiago de Chile: Pontificia Universidad Católica de Chile Editorial.

8.Zhang T, Dai C, Wang Z. The misdiagnosis of external auditory canal carcinoma. Eur Arch Otorhinolaryngol. 2013 May. 270 (5):1607-13.

9.Collier SA, Hlavsa MC, Piercefield EW, Beach MJ. Antimicrobial and analgesic prescribing patterns for acute otitis externa, 2004-2010. Otolaryngol Head Neck Surg. 2013 Jan. 148 (1):128-34.

10.Mösges R, Nematian-Samani M, Hellmich M, Shah-Hosseini K. A meta-analysis of the efficacy of quinolone containing otics in comparison to antibiotic-steroid combination drugs in the local treatment of otitis externa. Curr Med Res Opin. 2011 Oct. 27 (10):2053-60.

11.Bojrab DI, Bruderly T, Abdulrazzak Y. Otitis externa. Otolaryngol Clin North Am. 2016 Oct. 29 (5):761-82.

12.Rosenfeld RM, Singer M, Wasserman JM, Stinnett SS. Systematic review of topical antimicrobial therapy for acute otitis externa. Otolaryngol Head Neck Surg. 2006 Apr. 134(4 Suppl):S24-48.

13.Kaushik V, Malik T, Saeed SR. Interventions for acute otitis externa. Cochrane Database Syst Rev. 2010 Jan 20. CD004740.

14.Crowson MG, Schulz KC, Tucci DL. Provider and patient drivers of ototopical antibiotic prescription variability. Am J Otolaryngol. 2015 Nov-Dec. 36 (6):814 9.

15.Wall GM, Stroman DW, Roland PS, Dohar J. Ciprofloxacin 0.3%/ dexamethasone 0.1% sterile otic suspension for the topical treatment of ear infections: a review of the literature. Pediatr Infect Dis J. 2009 Feb. 28(2):141-4.

# CAPÍTULO 5

**Ibeth Estefanía Rivera Moreno**

## *Otitis Media Aguda*

**Introducción**
**Definición**
La otitis media aguda es un proceso infeccioso supurativo agudo caracterizado por la presencia de líquido infectado en el oído medio y la inflamación de la mucosa que recubre las paredes de dicha cavidad, siendo una de las principales infecciones de la infancia. Generalmente se presenta como resultado de la precipitación e infección de líquido en la cavidad del oído medio por una alteración en la función de la trompa de Eustaquio. (Rettig & Tunkel, 2018, pp. 45).

**Epidemiología**
La otitis media se presenta con mayor frecuencia en los niños, disminuyendo su incidencia en las ultimas décadas de la vida. La mayoría de los casos ocurre en niños menores de 5 años con un 45-60% de los casos, posteriormente disminuyen en niños de 5 a 14 años con un 20% de los casos, seguido por los adolescentes y adultos de 15-24 años con un 3% de los casos y, disminuyendo considerablemente su incidencia en los adultos de 25-85 años con menos del 2% de los casos. (Pichichero, 2013, pp. 391)

La incidencia de otitis media aguda ha disminuido considerablemente en países desarrollados por la introducción de la vacuna antineumococica de rutina en lactantes. (Johansson, 2018, pp. 1601)

**Microbiología**
Los datos microbiológicos documentados y obtenidos por aspiración del líquido infectado del oído medio mediante aguja (miringotomia) y posterior cultivo fueron realizados en niños en la mayoría de los casos. Estos datos microbiológicos son muy similares en la otitis media aguda en los adultos. (Celin, 1991, pp. 2249-2251).

En los niños los patógenos más frecuentes son: Streptococcus pneumonia y Haemophilus influenza, seguidos por la Moraxella catarrhalis. A nivel mundial, S. pneumonia y H. influenzae juntos causaron alrededor del 60% de los casos de otitis media aguda en la población pediátrica, mientras que la M. Catarralis causó entre el 3 al 14% de los casos. En cuanto al Staphylococcus aureus y los estreptococos del grupo A son menos frecuentes en la población pediátrica. (Lieberthal, 2013, pp. 978-984)

En los adultos los patógenos más frecuentes son: Haemophilus influenza con el 26% de los casos, seguidos en por Streptococcus pneumonia con el 21% de los casos y M. Catarralis con un 3% de los casos. Cabe destacar que existen diversos estudios que manifiestan que el Staphylococcus aureus es el patógeno más frecuentes con el 21% de los casos de otitis media aguda con perforación espontanea de la membrana timpánica, dato a considerar al momento de plantearse el tratamiento (Kim, 2017, pp. 672)

En cuanto a los patógenos menos comunes y considerados raros se encuentran: Otitis media diftérica, otitis media tuberculosa, otitis media por Chlamydia trachomatis y otitis media por Mycoplasma pneumoniae siendo este último el más frecuente de los mencionados. (Laulajainen, 2016, pp. 224-230)

**Factores Predisponentes**
Entre los factores que predispone al desarrollo de otitis media aguda tenemos: La disfunción de la trompa de Eustaquio, las entidades que causan obstrucción o compresión de la trompa de Eustaquio y las anomalías en la respuesta inmunológica del huésped. (Pichichero, 2013, pp. 394)

**Diagnostico**
El diagnóstico es clínico y se establece mediante la conjunción de la presentación clínica del paciente y una exploración física mediante otoscopio que evidencia signos y síntomas de inflamación de la membrana timpánica. (Rettig & Tunkel, 2018, pp. 46) y (Secretaria de salud, 2011, pp. 19)

**Presentación Clínica**
Los pacientes pediátricos suelen debutar con otalgia, fiebre e hipoacusia, acompañados de signos y síntomas inespecíficos como: Tos, rinorrea, rinitis, vómitos. (Secretaria de salud, 2011, pp. 19). Mientras que los adultos suelen presentar otalgia leve a moderada más hipoacusia y, suelen ser precedidas por una sinusitis o rinitis alérgica. Cuando existe alivio del dolor y se acompaña de otorrea purulenta se debe sospechar de la ruptura espontanea de la membrana timpánica. (Rettig & Tunkel, 2018, pp. 47).

**Otoscopia**
El examen evidencia signos de una membrana timpánica: Abombada, roja/ opaca, con niveles hidroaereos y disminución de su movilidad a la aplicación de presión neumática o maniobra de valsalva; recordar que la membrana timpánica normalmente es trasparente y móvil a la presión. La otoscopia

neumática tiene una sensibilidad aproximada del 94% y una especificidad aproximada del 80% para diagnosticar otitis media aguda, siendo el abultamiento de la membrana el signo más importante. (Secretaria de salud, 2011, pp. 19) (Karma, 1989, pp. 37-49)

**Diagnóstico Diferencial**
Dentro de los diagnósticos diferenciales de otitis media aguda (OMA) a tener en cuenta incluyen: Otitis media con derrame (OME), otitis media crónica (COM), otitis externa (otitis externa), infección por herpes zóster y otras infecciones de cabeza y cuello del espacio profundo. (Rosenfeld, 2016, pp. 23)

**Tratamiento**
Los Antibióticos son el pilar en el tratamiento de la otitis media aguda y la elección de dichos fármacos será determinada por los patógenos más frecuentes y sus resistencias antimicrobianas locales conocidas. Los antibióticos reducen: La duración de la otalgia, perforaciones timpánicas, episodios de otitis media aguda contralateral y de complicaciones como mastoiditis o meningitis. (Venekamp, 2015, pp.1)

Así mismo mientras se espera la respuesta al tratamiento antibiótico se debe tratar dolor que responder efectivamente a los analgésicos antinflamatorios no esteroideos y al paracetamol. No se recomienda la utilización de anticongestivos, mucoliticos, antihistamínicos o gotas oticas como tratamiento para la otitis media aguda. (Secretaria de salud, 2011, pp. 24)

Existes dos estrategias para el tratamiento de la otitis media aguda, los cuales dependerá de la severidad del cuadro clínico y la edad del paciente. Se recomienda tratamiento inmediato a los pacientes menores de 6 meses, pacientes de 6 meses a 2 años con diagnóstico de certeza y todo paciente con infección moderada-grave. Mientras que se recomienda observación por 48-72 horas y tratamiento sintomático para el dolor a los pacientes mayores de 2 años con infección leve-moderada. (Lieberthal, 2013, pp. 982-985). Estas estrategias se deben a que los pacientes menores de 6 meses tienen un mayor número de complicaciones y muchos de los cuadros son auto limitados o de etiología viral. (Johansson, 2018, pp. 1602)

**Tratamiento de elección de primera línea en población pediátrica**
• Amoxicilina 80-90 mg/Kg por día dividido en dos tomas durante 5 a 10 días.

Si el paciente es alérgico a las penicilinas, se pueden usar las siguientes alternativas:
• Cefdinir 14 mg/Kg por día dividido en 2 dosis durante 5 a 10 días
o
• Cefuroxima a 30 mg/Kg por día dividido en 2 dosis durante 5 a 10 días.

Si el paciente es alérgico a los beta lactamicos, se pueden usar las siguientes alternativas:
• Azitromicina 10 mg/Kg dosis única, primer día y, 5 mg/Kg por día durante 2-5 días.
• Claritomicina 15 mg/Kg por día dividido en 2 tomas durante 5-10 días
• Clindamicina 30-40 mg/Kg por día dividido en 3 tomas durante 5-10 días

Recordar que los macrolidos y la clindamicina tienen limitada eficacia contra Haemophilus influenza y Streptococcus pneumonia. No se recomienda el uso de trimetropin-Sulfametoxazol por su elevada resistencia antimicrobiana. (Lieberthal, 2013, pp. 982-985) (NICE, 2018, pp. 18-23) (Secretaria de salud, 2011, pp. 24)

Tratamiento de elección en población pediátrica que no responden al tratamiento inicial o el inicio del tratamiento antibiótico es mayor a las 72 horas.
• Amoxicilina más ácido clavulanico: 90 mg/Kg por día de amoxicilina + 6.4 mg/kg de ácido clavulanico por día, divididos en 2 tomas durante 10 días

Si el paciente es alérgico a las penicilinas, se pueden usar las siguientes alternativas:
• Ceftriaxona 50-75 mg/Kg por día IM durante 3 días.

Si el paciente es alérgico a los beta lactamicos, se pueden usar las siguientes alternativas mencionadas anteriormente. (Lieberthal, 2013, pp. 982-985) (NICE, 2018, pp. 18-23) (Secretaria de salud, 2011, pp. 24) (Blumenthal, 2015, pp. 294-300)

**Duración de la Terapia**

La duración de la terapia antimicrobiana dependerá de la edad del paciente, la severidad del cuadro clínico y agente antimicrobiano usado. (Secretaria de salud, 2011, pp. 23)

Se extenderá a 10 días de tratamiento antimicrobiano a los pacientes: Menores de 2 años, con cuadros severos y/o perforación timpánica que son tratados con los siguientes antibióticos: Amoxicilina, claritomicina, cefuroxima, cefdinir o clindamicina. (NICE, 2018, pp. 18-23) (Lieberthal, 2013, pp. 982-985)

Se extenderá a 5-7 días de tratamiento antimicrobiano a los pacientes: Mayores de 2 años, con cuadros leves-moderados y sin complicaciones que son tratados con los siguientes antibióticos: Amoxicilina, claritomicina, cefuroxima, cefdinir o clindamicina. (NICE, 2018, pp. 18-23) (Lieberthal, 2013, pp. 982-985)

**Manejo de la perforación de membrana timpánica en la otitis media aguda**

Se recomienda un tratamiento antibiótico oral de larga duración (10 días), referir el caso al servicio de otorrinolaringología, además, de cubrir y tapar el conducto auditivo del oído afecto para evitar el ingreso de agua o líquidos. No se recomienda el uso de fármacos tópicos (gotas) como: benzocaína o antibióticos. (Secretaria de salud, 2011, pp. 25)

**¿Cuándo referir?**

Se debe referir al servicio de otorrinolaringología cuando se presenten las siguientes complicaciones: Parálisis facial, mastoiditis, persistencia de síntomas mayor a 72 horas a pesar de tratamiento correcto, signos de meningitis, laberintitis, perforación de la membrana timpánica, hipoacusia que no mejora, ya que estos pacientes requieren un manejo multidisciplinario. (Secretaria de salud, 2011, pp. 25-26)

**Timpanocentesis**

Es un procedimiento que debe ser realizado por un especialista y se considera realizarlo cuando el tratamiento antibiótico ha fracasado y se desea realizar un cultivo bacteriológico diagnóstico y estudio de susceptibilidad antimicrobiana. (Lieberthal, 2013, pp. 985)

## Otitis Media Recurrente

Se define como otitis media recurrente a la presencia de 3 episodios de otitis media aguda en un periodo de 6 meses, o la aparición de 4 o más episodios en un periodo de 12 meses (Secretaria de salud, 2011, pp. 19), estos episodios deben ser documentados y definidos como infecciones agudas que aparecen al menos 30 días después de un tratamiento antibiótico exitoso de la infección previa. (Lieberthal, 2013, pp. 982-985)

## Vigilancia y Seguimiento

Existe poca evidencia sobre cuándo debe realizarse el seguimiento evolutivo, en pacientes mayores de 2 años, sin complicaciones, que mejora su cuadro clínico posterior al tratamiento, pero en general se recomienda revalorar a los 3-6 meses posterior al tratamiento para descartar una otitis media con derrame/efusión, ya que alrededor del 10-25% de los pacientes lo presentan, pudiendo causar hipoacusia conductiva y problemas de aprendizaje. (Lieberthal, 2013, pp. 982-985)

Se recomienda seguimiento a los pacientes con alto riesgo de desarrollar complicaciones y recurrencias, como: menores de 2 años, niños con cuadros de otitis media aguda antes de los 6 meses, perforación de la membrana timpánica, historia de complicaciones e historia familiar de complicaciones (Secretaria de salud, 2011, pp. 28).

Se recomienda revaloración a las 48-72 horas en pacientes menores de 2 años (especialmente) que no se evidencia mejoría clínica a pesar del tratamiento antibiótico. (Secretaria de salud, 2011, pp. 28).

## Prevención de Otitis Media Aguda

Se recomienda la Vacuna Neumocócica Conjugada en todos los menores, de acuerdo al esquema de inmunización que se practica en cada país. Esta vacuna ha sido efectiva previniendo la infección de diversos serotipos de neumococo, reduciendo hasta el 29% los casos otitis media aguda a causa del neumococo, a pesar de solamente reducir un 7% del total de casos de otitis media aguda. (Lieberthal, 2013, pp. 982-985) (Johansson, 2018, pp. 1602)

Entre otras recomendaciones tenemos: Vacunación anual contra la Influenza, la lactancia materna por al menos 6 meses y evitar la exposición al humo del tabaco. (Lieberthal, 2013, pp. 982-985)

**Complicaciones**
La principal complicación de la otitis media aguda es la hipoacusia conductiva, que se provoca por una otitis media con derrame/efusión residual al cuadro agudo. Es importante diagnosticar la otitis media con derrame/efusión, ya que puede conllevar problema de aprendizaje y del lenguaje verbal. (Rettig & Tunkel, 2018, pp. 49).

En cuanto a las complicaciones severas, la más frecuente es la mastoiditis y, la más grave la meningitis, por extensión de la infección local. Otras complicaciones a destacar, tenemos: Parálisis facial, laberintitis, perforación de la membrana timpánica entre otras. (Leskinen & Jero, 2005, pp. 511-516) (Ren, 2018, pp. 1005-1011)

1.Blumenthal, K. G., Shenoy, E. S., Varughese, C. A., Hurwitz, S., Hooper, D. C., & Banerji, A. (2015). Impact of a clinical guideline for prescribing antibiotics to inpatients reporting penicillin or cephalosporin allergy. Annals of Allergy, Asthma & Immunology, 115(4), 294-300.e2. https://doi.org/10.1016/j.anai.2015.05.011

2.Celin, S. E. (1991). Bacteriology of Acute Otitis Media in Adults. JAMA: The Journal of the American Medical Association, 266(16), 2249 https://doi.org/10.1001/jama.1991.03470160081036

3.Guia de practica clínica para prevención diagnóstico y tratamiento de la otitis media aguda en la edad pediátrica. Secretaria de salud de Mexico. (2011)

4.Johansson Kostenniemi, U., Palm, J., & Silfverdal, S.-A. (2018). Reductions in otitis and other respiratory tract infections following childhood pneumococcal vaccination. Acta Paediatrica, 107(9), 1601-1609. https://doi.org/10.1111/apa.14345

5.Karma, P. H., Penttilä, M. A., Sipilä, M. M., & Kataja, M. J. (1989). Otoscopic diagnosis of middle ear effusion in acute and non-acute otitis media. I. The value of different otoscopic findings. International Journal of Pediatric Otorhinolaryngology, 17(1), 37-49. https://doi.org/10.1016/0165-5876(89)90292-9

6.Kim, S. H., Jeon, E.-J., Hong, S. M., Bae, C. H., Lee, H. Y., Park, M. K., Byun, J. Y., Kim, M. G., & Yeo, S. G. (2017). Bacterial Species and Antibiotic Sensitivity in Korean Patients Diagnosed with Acute Otitis Media and Otitis Media with Effusion. Journal of Korean Medical Science, 32(4), 672. https://doi.org/10.3346/jkms.2017.32.4.672

7.Laulajainen Hongisto, A., Jero, J., Markkola, A., Saat, R., & Aarnisalo, A. A. (2016). Severe Acute Otitis Media and Acute Mastoiditis in Adults. The Journal of International Advanced Otology, 12(3), 224-230. https://doi.org/10.5152/iao.2016.2620

8.Leskinen, K., & Jero, J. (2005). Acute complications of otitis media in adults. Clinical Otolaryngology, 30(6), 511-516. https://doi.org/10.1111/j.1749-4486.2005.01085.x

9.Lieberthal, A. S., Carroll, A. E., Chonmaitree, T., Ganiats, T. G., Hoberman, A., Jackson, M. A., Joffe, M. D., Miller, D. T., Rosenfeld, R. M., Sevilla, X. D., Schwartz, R. H., Thomas, P. A., & Tunkel, D. E. (2013). The Diagnosis and Management of Acute Otitis Media. PEDIATRICS, 131(3), e964-e999. https://doi.org/10.1542/peds.2012-3488

10.Michael E. Pichichero. (2013). Otitis Media. In: Pediatric Critical Care Medicine, an Issue of Pediatric Clinics of North America, Meert, K. L., & Notterman, D. A. Volume 60 (Issue 2, April 2013, Pages 391-407 ed., Vol. 60). Elsevier. https://doi.org/10.1016/j.pcl.2012.12.007

11.Ren, Y., Sethi, R. K. V., & Stankovic, K. M. (2018). Acute Otitis Media and Associated Complications in United States Emergency Departments. Otology & Neurotology, 39(8), 1005-1011. https://doi.org/10.1097/mao.0000000000001929

12.Rettig EM, Tunkel DE. (2018). Acute otitis media in children. In: Infections of the Ears, Nose, Throat, and Sinuses, Durand ML, Deschler DG. p.45. (1st ed. 2018 ed.). Springer International Publishing AG, Cham, Switzerland

13. Rosenfeld, R. M., Shin, J. J., Schwartz, S. R., Coggins, R., Gagnon, L., Hackell, J. M., Hoelting, D., Hunter, L. L., Kummer, A. W., Payne, S. C., Poe, D. S., Veling, M., Vila, P. M., Walsh, S. A., & Corrigan, M. D. (2016). Clinical Practice Guideline: Otitis Media with Effusion (Update). Otolaryngology–Head and Neck Surgery, 154(1_suppl), S1-S41. https://doi.org/10.1177/0194599815623467

14. The National Institute for Health and Care Excellence, NICE. (2018, 28 marzo).Otitis media (acute): antimicrobial prescribing | Guidance | NICE. https://www.nice.org.uk/guidance/ng91

15. Venekamp, R. P., Sanders, S. L., Glasziou, P. P., Del Mar, C. B., & Rovers, M. M. (2015). Antibiotics for acute otitis media in children. Cochrane Database of Systematic Reviews, 1. https://doi.org/10.1002/14651858.cd000219.pub4

# CAPÍTULO 6

**Jefferson Eduardo Murillo Leiton**
*Síndrome Vertiginoso*

**Introducción**

El síndrome vertiginoso o sensación de mareo posee definiciones muy amplias las cuales pueden ser, muy inespecíficas e inconsistentes. Un organismo llamado el comité de desórdenes vestibulares propuso una categorización que en base a lo investigado se describe al síndrome vertiginoso como una ilusión o falsa sensación de movimiento, aunque la persona permanezca sin realizar ninguna actividad (desplazamientos en tiempo y espacio).

La historia del síndrome vertiginosono se cuenta no un dato específico de año de aparición, epidemiológicamente se han convertido en una de las causas más frecuentes en el área de atención primaria de salud, de manera casi el 2 al 5% de la población se ha consultado cada año por trastornos por sensación de mareo. Se mantiene una prevalencia aproximada del vértigo en la población general es del 3 al 5.1%, pero a esto se le agrega sensación de inestabilidad a la deambulación los datos de prevalencia podrían elevaser hasta un 10 % al 15% según los datos recabados en la población general del ecuador. Además de ello se a podido identificar una mayor numero de casos incidencia en el sexo femenino y  con la edad en la población mayor de 65 años de edad.

El sistema de equilibrio se encuentra articulado en los seres humanos por múltiples estructuras eficazmente especializadas en determinadas funciones, constituidas por células del sensoriales tales como crestas ampollares de los conductos semicirculares del laberinto, estructuras que se articulan tres a cada lado de la cabeza incorporado en las estructuras oseas  y que se posicionan en las tres dimensiones de espacio, de esta manera el externo lo realiza en el plano horizontal, el que se encuentra superior en el plano dimensional vertical y la estructura posterior corta sagitalmente a los dos anteriores dimensiones, lo cual ocasiona que cualquier actividad de movimiento de la cabeza  estimule, con mas intensidad a uno de las estructuras receptoras; para los movimientos lineales tenemos las máculas del utrículo y del sáculo sobre cuyo epitelio sensorial se va a situar una masa inercial formada por cristales de oxalato de calcio llamadas otolitos que por su masa gravitatoria ejercen una presión estable sobre los receptores y cambian su estructura durante los movimientos de desplazamiento lineales de la cabeza; por ello, cualquier cambio de posición (de rotación con relación a un eje), o lineal será captado e informados por estos receptores al  SNC.

Anatomofisiologia: la estructura básica anatomo fisiológica   de estos receptores es la igualdad (simetría), por ejemplo cuando se encuentra en la posición de pie en la ampolla del conducto semicircular externo se producen un tren de descargas eléctricas nerviosas simétricas, pero si se realiza un giro en el plano horizontal este número de descargas se incrementará en el laberinto hacia el cual se ha realizado el giro debido a una ley fisiológica la cual es   conocida como primera de Ewald, según la cual un flujo endolinfática el cual se dirije A la ampolla (porción dilatada del conducto semicircular) incrementara el número de pulsos(ampulípeda), mientras que la que dobla la cresta ampollar en dirección contraria (ampulífuga) lo disminuirá, de asi que esta PERDIDA en las descargas será interpretada en el SNC como giro. Por la vía vestibuloespinal eferente se producirán   las acciones musculares para la corrección de la posición durante y posterior del giro(reflejos vestíbulo espinal) y por la vía de los núcleos oculomotores se despiertan   otros reflejos que conducen la mirada hacia el lado contrario al giro, este movimiento ocular reflejo se llama nistagmo optoquinético.

La primera neurona se   ubica en el ganglio de Scarpa y los núcleos del sistema vestibular se sitúan en el piso del cuarto ventrículo, muy cercanos al núcleo ambiguo del neumogástrico o vago.

Toda la información que llega es organizada en un centro de procesamiento que es el cerebelo y del cual fluyen varias respuestas ya coordinadas. Debemos establecer que al inicio, el cerebelo tiene niveles muy bajos de coordinación situados a nivel del lóbulo flóculonodular (arquipalium). Es durante el crecimiento y desarrollo que se van elaborando los programas complejos de respuestas ante cada una de las situaciones corporales que una vez perfeccionadas quedan a un nivel subcortical y por lo tanto son utilizadas automáticamente, por ejemplo: las coordinaciones complejas al caminar, nadar, el uso de equipos mecánicos como las bicicletas que requieren de equilibrio, etc. Estas habilidades pueden permanecer almacenadas durante toda la vida aunque se hayan adquirido en edades muy tempranas, además de ser usadas en el momento necesario, al principio como actividad consciente y rápidamente en forma refleja subconsciente.

Esta capacidad de entrenamiento del sistema del equilibrio se deteriora con la edad, por ello los patrones temporales se crean muy rápidamente en la infancia y juventud temprana, por lo  que resulta mucho más difícil cuando no imposible un entrenamiento para habilidades complejas en el adulto mayor, también estas capacidades revisten características muy individuales, de manera que una persona puede tener mejores respuestas a idénticas situaciones que otras. Todo lo anterior debe tenerse presente al evaluar un enfermo vertiginoso debido a los disímiles cuadros clínicos que puede presentar frente a otro paciente con la misma entidad, además de que también varían los síntomas acompañantes (vómitos, sudoración, manifestaciones vagales) y el tiempo de recuperación por compensación, (variaciones individuales de respuesta vestibular).

Otro elemento del sistema del equilibrio es la visión, cuyos centros oculomotores establecen importantes conexiones con la vía vestibular, permite establecer la situación en tiempo real del cuerpo en relación con el plano horizontal mediante la observación de puntos de referencia visual; sin duda alguna, la visión es el sistema que permite a un sujeto privado de la función vestibular poder mantener una vida de relación activa.

Por último mencionaremos al más importante de todos, que es el sistema propioceptivo con receptores especiales ubicados en piel, músculos y articulaciones, los cuales envían constantemente información al SNC de la situación de las fuerzas gravitacionales y de la presión, tono y fuerza en cada uno de los lugares del cuerpo; por todo lo anterior podemos afirmar que un fallo en este sistema sí incapacita al individuo para cualquier actividad que requiera coordinación.

**Definición**

El síndrome vertiginoso o sensación de mareo posee definiciones muy amplias las cuales pueden ser, muy inespecíficas e inconsistentes, asi de esta forma podemos identificar varios tipos de vertigo según la estructura afectad y su localización ya sea esta central o periférica.

• El vértigo periférico es el tipo más común de vértigo y es causado por problemas en el oido interno, que controla nuestro equilibrio. Presenta con síntomas tales como sensación, reblandecer, náusea, vomitar, y problemas de giro del oído. Si el vértigo periférico es debido a una infección en el

oido interno, puede haber dolor o sensación de la plenitud en el oído. (Mandal, 2019)
• El ataque isquémico transitorio (TIA) y el infarto del médula oblonga son causas importantes del vértigo central pues la isquemia en el médula oblonga puede ser peligrosa para la vida. Como con todos los recorridos y tias, los factores de riesgo vasculares tradicionales para esta condición incluyen la diabetes, la hipertensión, y la hiperlipidemia. Este tipo de presentes del vértigo con los encantos de los vértigos acompañados por la diplopia, el entumecimiento, y la falta de coordinación. Los pacientes presentan generalmente con vértigo, diplopia, la ataxia ipsolateral, y la baja ipsolateral de la sensación del dolor en la cara. (Mandal, 2019)

El diagnóstico se basa casi en su totalidad en los datos de la historia clínica lo cual casi siempre presentan con un historial de atenciones por mareos o sensación de inestabilidad, existe una gama amplia de exámenes de laboratorio los cuales abarcan desde biometría hasta estudios de imágenes sofisticados los cuales son utilizados dependiendo la complejidad del paciente.

**Diagnóstico Clínico**
Este se basa en el establecimiento del diagnóstico solo agrupando los síntomas que nos refiere el paciente asi como los signos que se puedan percibir en el momento de la entrevista. Entre los síntomas y signos más frecuentes se encuentran de mayor a menor frecuencia de presentación:
• Mareos
• Sensación de que tú o tu entorno dan vueltas o se mueven (vértigo)
• Inestabilidad o pérdida del equilibrio
• Náuseas
• Vómitos
• Un dolor de cabeza nuevo, diferente o muy fuerte
• Fiebre
• Visión doble o pérdida de la visión
• Pérdida de la audición
• Problemas para hablar
• Debilidad en las piernas o los brazos
• Pérdida del conocimiento
• Caídas o dificultad para caminar
• Entumecimiento u hormigueo

El primer punto en el abordaje de estos pacientes es establecer si el motivo de consulta corresponde realmente a un vértigo. Las alteraciones del equilibrio se dividen en cuatro categorías, que a menudo son difíciles de diferenciar:

• **Presíncope:** percepción de pérdida de consciencia inminente debida a una disminución de la perfusión cerebral difusa, súbita y transitoria, o a un trastorno metabólico como hipoxia, hipocapnia, hipoglucemia, trastornos hidroelectrolíticos o anemia. (comunitaria & otorrinolaringólogo, 2019)

• **Desequilibrio:** imposibilidad de mantener el equilibrio, con sensación de caída inminente en bipedestación y a la marcha, más evidente en la oscuridad y al andar sobre una superficie blanda. Básicamente, se debe a enfermedades del sistema nervioso central. (comunitaria & otorrinolaringólogo, 2019)

• Mareo o inestabilidad, término inespecífico que hace referencia a la sensación de angustia, embotamiento o vacío cefálico, falta de estabilidad o malestar acompañados a menudo de vegetatismo (náuseas y vómitos, palidez y sudoración) y con una percepción de desmayo inminente que no se llega a producir. En muchas ocasiones se asocia a cuadros psicógenos o psiquiátricos. (comunitaria & otorrinolaringólogo, 2019)

• **Vértigo:** falsa sensación de movimiento del propio sujeto o de su entorno, habitualmente rotatoria. En muchas ocasiones se acompaña de vegetatismo y se produce por una alteración en el sistema vestibular, ya sea en su porción periférica (oído interno y VIII par craneal) o central (tronco cerebral, vías y cerebelo). (comunitaria & otorrinolaringólogo, 2019)

**Para evaluar el tipo de vértigo, los aspectos más relevantes de la historia clínica son los siguientes:**

1.Edad. Los trastornos sensoriales múltiples (presbivértigo), los accidentes cerebrovasculares y las enfermedades neurodegenerativas son más frecuentes en la población anciana. Por el contrario, la neuritis vestibular, la esclerosis múltiple, el vértigo migrañoso, los presíncopes vagales y los ataques de pánico suelen darse en jóvenes. El vértigo posicional paroxístico benigno (VPPB) ocurre a cualquier edad, también en niños, pero es más común a partir de los 60 años de edad. (Xavier González Compta, 2019)

2.Antecedentes patológicos. Es importante determinar la existencia de algún antecedente neurológico u otorrinolaringológico relevante (migraña, esclerosis múltiple, colesteatoma, enfermedad de Ménière, hipoacusia), así como traumatismos, alteraciones visuales o psicológicas (estrés, ansiedad, depresión). Los antecedentes tóxicos y farmacológicos son también importantes dado que muchos de ellos alteran el sistema del equilibrio y entre ellos es especialmente relevante, en pacientes de edad avanzada, la asociación de hipotensores, ansiolíticos, antidepresivos y anticoagulantes. Es conveniente saber si ha habido algún problema de salud en los días previos, por ejemplo una infección viral en relación con una neuritis vestibular, o un traumatismo. (Xavier González Compta, 2019)

3.Descripción de la crisis. Es recomendable dejar explicar al paciente, con una anamnesis dirigida, sobre todo la primera crisis. Si ha habido episodios anteriores de vértigo, es importante conocer la secuencia temporal, por ejemplo en los episodios de vértigo posicional secundarios a una neuritis vestibular. Interesan especialmente: la duración de la crisis (segundos, minutos, horas, días, semanas), su carácter paroxístico (de inicio y final brusco) o progresivo, y si hubo algún desencadenante posicional (girar en la cama como en el VPPB), postural (incorporarse del decúbito en la hipotensión ortostática) o físico (sobresfuerzo o cambio brusco de presión en la fístula perilinfática). Cuando la sintomatología disminuye con el ejercicio, sugiere la existencia de un componente psicológico. Se debe interrogar sobre la presencia de síntomas acompañantes otológicos y neurológicos, que orientan hacia el origen de la patología. (comunitaria & otorrinolaringólogo, 2019)

**Diagnóstico Diferencial**
Una vez que hemos podido identificar los signos y síntomas que presenta el paciente se debe proceder a realizar el diagnóstico diferencial el cual está encaminado a descartar diferentes patologías que pueden producir síntomas similares, entre las enfermedades que se engloban dentro del diagnóstico diferencial tenemos:

1.Neuritis vestibular
2.Enfermedad de meniere
3.Laberintitis
4.Fistula perilinfatica
5.Neurinoma del nervio acústico
6.Síndrome de ramsay – hunt
7.Esclerosis múltiple
8.Isquemia vertebro basilar
9.Otosclerosis
10.Enfermedad de paget
11.Fármacos: aminoglucósidos, vancomicina, aspirina, furosemida, quinina y sus derivados, cisplatino, Hg, Au, Pd, As.

### Exámenes Complementarios
Los exámenes que se pueden hacer incluyen:
• Análisis de sangre
• Estudios de los potenciales auditivos evocados del tronco encefálico
• Estimulación calórica
• Electroencefalografía (EEG)
• Electronistagmografía
• Tomografía computarizada de la cabeza
• Punción lumbar
• Resonancia magnética de la cabeza y angiografía por resonancia magnética de los vasos sanguíneos del cerebro
• Prueba de caminata (marcha)

### Tratamiento
### Tratamiento Farmacológico
Se ha identificado que en pacientes con crisis agudas de VPPB y ausencia de vómito, la administración de cualquiera de los siguientes esquemas de tratamiento reduce la sintomatología exacerbada durante las maniobras de reposicionamiento:
a)Cinarizina a dosis bajas (40 a 120 mg diarios en dos o tres tomas).
b)Si se desea aplicar un efecto sedante se prefiere el Dimenhidrinato (50 a 100 mg dos o tres veces al día) o el Diazepam 2 a 10 mg/ día, dividido cada 6 a 8 horas.

En caso de vómito:

a)Administrar metoclopramida intravenosa 10 mg IM ó IV y posteriormente vía oral (10 mg 3 veces al día)

Es esencial recordar que tanto el descanso en cama como el tratamiento medicamentoso, deben ser breves (de 3 a 5 días), dado que ambos retrasan la compensación a nivel vestibular.

**Ejercicios de rehabilitación vestibular**

Estos ejercicios entrenan al cerebro para usar vías visuales y propioceptivas alternativas para mantener el equilibrio y la marcha. Es necesario que el paciente vuelva a experimentar el vértigo de manera que el cerebro pueda adaptarse a una línea de base nueva de la función vestibular. Luego de la estabilización aguda del paciente con vértigo, se debe ir disminuyendo la medicación supresora vestibular para facilitar la adaptación del cerebro al nuevo influjo vestibular. (Dres. Randy Swartz, 2015)

**Tratamiento de trastornos específicos**
**Vértigo posicional paroxístico benigno (VPPB)**

El VPPB está provocado por depósitos de calcio en los canales semicirculares (canalitiasis), con frecuencia el canal posterior. En general, en esta afección no está indicado el tratamiento farmacológico.

El vértigo mejora con maniobras de rotación de la cabeza para desplazar los depósitos de calcio libres hacia el vestíbulo. Las maniobras incluyen el procedimiento de reposisionamiento canalicular o la maniobra de Epley y la maniobra de Epley modificada. Esta última puede ser realizada en el domicilio. (Dres. Randy Swartz, 2015)

**Maniobra de Epley.** El paciente se sienta sobre la camilla, con los ojos abiertos y la cabeza girada 45° a la derecha. El médico sustenta la cabeza del paciente mientras éste se acuesta lentamente, quedando con la cabeza colgando a 20° del borde de la camilla. El médico gira la cabeza del paciente otros 90° hacia la izquierda mientras el paciente rota su cuerpo 90° en la misma dirección. El paciente permanece en esta posición 30 segundos. El paciente se sienta sobre el lado izquierdo de la camilla y se repite el procedimiento de cada lado hasta que el paciente note el alivio de los síntomas. (Dres. Randy Swartz, 2015)

El paciente puede necesitar permanecer en posición erecta o vertical durante 24 horas luego del reposicionamiento canalicular, para evitar que los depósitos de calcio retornen a los canales semicirculares, aunque esta medida no es universalmente recomendada. Las contraindicaciones para este procedimiento son la estenosis carotídea grave, la cardiopatía inestable y las enfermedades graves del cuello, como la espondilosis cervical con mielopatía o la artritis reumatoidea avanzada. (Dres. Randy Swartz, 2015)

Se ha comprobado que el reposicionamiento canalicular es eficaz en los pacientes con VPPB (80% de eficacia en el primer tratamiento y 100% en los siguientes). Debe destacarse que algunos estudios con resultados excelentes han sido criticados por su inadecuada aleatorización y la falta de control ciego.

Otro estudio sobre efectos a largo plazo del procedimiento de reposicionamiento canalicular en paciente con VPPB reportó una tasa de recurrencia aproximada al 15% por año y otro estudio, 20% y 37% de recurrencia, a los 20 y 60 meses, respectivamente. (Dres. Randy Swartz, 2015)

1.Compta, E. G.-X. ( 2019). AMF. Obtenido de ACTUALIZACION EN MEDICINA FAMILIAR https://amf-semfyc.com/web/article_ver.php?id=2417

2.Comunitaria, E. G.-e., & otorrinolaringólogo, X. G. ( 2019). AMF - ACTUALIZACIÓN DE MEDICINA FAMILIAR. Obtenido de https://amf-semfyc.com/web/article_ver.php?id=2417

3.Dres. Randy Swartz, P. L. (2015). intramed. Obtenido de https://www.intramed.net/contenidover.asp?contenidoid=35676

4.Mandal, D. A. ( 2019). news medical life ciences. Obtenido de news medical life ciences: https://www.news-medical.net/health/Types-of-Vertigo-(Spanish).aspx

5.Xavier González Compta, E. G. (2019). AMF, ACTUALIZACIÓN DE MEDICINA FAMILIAR . Obtenido de https://amf-semfyc.com/web/article_ver.php?id=2417

# CAPÍTULO 7

**Ana María Naranjo López**
*Sinusitis*

**Introducción**

Las rinosinusitis agudas son una de las afecciones rinológicas más frecuentes en las consultas de los médicos de atención primaria y médico especialistas.

La sinusitis, actualmente denominada rinosinusitis aguda (Cosway, 2012, pág. 889-892) puede definirse como una inflamación aguda de la mucosa de las fosas nasales y de uno o varios de los senos paranasales (maxilares, frontales, etmoidales, esfenoidales), iniciada por una infección viral de las vías respiratorias superiores y que se caracteriza por manifestaciones locales y sistémicas; en las cuales el diagnóstico diferencial entre sinusitis de origen viral, bacteriano, fúngica o de origen no infeccioso son las que más dan problemática al momento de realizar el diagnóstico (Wald, 2018; pág. 230–234).

La rinosinusitis se distingue por dos o más de los siguientes síntomas; uno de ellos debe ser obstrucción nasal o rinorrea anterior y posterior, además de dolor o presión facial, hiposmia (reducción parcial del olfato), plenitud facial; en la tomografía computada se observan cambios en la mucosa del complejo osteomeatal o en los senos paranasales; mediante endoscopia se observa: poliposis nasal, descarga mucopurulenta por meato medio, edema u obstrucción de la mucosa del meato medio. (Fokkens, et al.,2012, pág 50).

Según la mayoría de los autores, los síntomas deben desaparecer antes de 4 semanas. En cualquier caso, por encima de 12 semanas se trata de una rinosinusitis crónica. Entre 4 y 12 semanas se habla de rinosinusitis subaguda, que es una entidad nosológica intermedia. La repetición de episodios agudos a un ritmo superior a tres al año define la rinosinusitis aguda recidivante y obliga a buscar un factor favorecedor principalmente nasal o dental (Mahdyoun, 2015, págs. 1-9)

Como se mencionó anteriormente, las rinosinusitis agudas están presentes en la práctica médica diaria y es por consiguiente muy importante tener todos estos conocimientos presentes, ya que establece un mejor abordaje acerca de esta patología, permite lograr mejores resultados de diagnóstico y tratamiento; logrando de esta manera una mejoría en la calidad de vida de aquellas personas que la padecen. (Jiménez, 2017, pág 10)

**Definición y Clasificación:**

La terminología sinusitis o rinosinusitis son considerados homónimos, pero la palabra que describe mejor el origen fisiopatológico de esta patología se considera rinosinusitis, la cual se define como la inflamación de uno o más senos paranasales con las manifestaciones locales y sistémicas propias de la inflamación y/o infección de estas estructuras. (Wald, 2018; pág. 230–234)

**Clasificación:**

El espectro de síntomas que causa la rinosinusitis y sus agentes etiológicos se divide de la siguiente manera: tiempo de evolución, origen etiológico y cavidades involucrada. (González, 2019, pág. 36)

Según su tiempo de evolución: (González, 2019, pág. 35)
- **Aguda:** Síntomas compatibles con un cuadro de RS presentes durante un período de 3 semanas.
- **Subaguda:** Síntomas compatibles con un cuadro de RS presentes en un período de 3 a 12 semanas.
- **Crónica:** Síntomas compatibles con un cuadro de RS presentes por más de 12 semanas. Se subdivide a su vez en RS crónica con pólipos y sin pólipos.

**Según su Etiología:**

La Academia Americana de Otorrinolaringología - Cirugía de Cabeza y Cuello clasificó a la RSA según el patrón y la duración de la enfermedad ya que el drenaje nasal purulento como único criterio no puede distinguir entre una infección viral de una bacteriana según se detalla a continuación:
- Rinosinusitis aguda (RSA) (Rosenfeld et al, 2015, pág.9)
  - Hasta 4 semanas de drenaje nasal purulento (anterior, posterior o ambos) acompañado de obstrucción nasal, dolor facial a la presión - plenitud, o ambos:
    - La secreción nasal purulenta es turbia o coloreada, en contraste con las secreciones claras que típicamente acompañan a la infección viral de las vías respiratorias superiores y pueden ser reportadas por el paciente u observadas en el examen físico.
    - La obstrucción nasal puede ser reportada por el paciente como obstrucción nasal, congestión, mala ventilación, o puede diagnosticarse mediante un examen físico.

- El dolor facial a la presión-plenitud puede afectar la cara anterior, la región periorbitaria o manifestarse con cefalea localizada o difusa.

- Rinosinusitis viral (RSV) (Rosenfeld et al, 2015, pág.9)
  - La rinosinusitis aguda que es causada o se presume que es causada por una infección viral se debe diagnosticar cuando:
    - a) Los síntomas o signos de rinosinusitis aguda están presentes menos de 10 días y los síntomas no empeoran.

- Rinosinusitis bacteriana aguda (RSBA) (Rosenfeld et al, 2015, pág.9)
  - Rinosinusitis aguda causada o presuntamente causada por una infección bacteriana se debe diagnosticar cuando:
    - b) Los signos o síntomas de rinosinusitis aguda no mejoran en 10 días o más después del inicio de los síntomas respiratorios superiores, o
    - c) Los signos o síntomas de rinosinusitis aguda empeoran dentro de los 10 días posteriores de una mejoría inicial (doble empeoramiento).3

## Epidemiología:

La sinusitis es una problemática que afecta alrededor del 10% de la población en total cada año, sin diferencia de edad o sexo, ocupando altos costos en recursos sanitarios, atención médica y prescripción de antibióticos, que además afectará en la calidad de vida de los que la padecen (Martínez, 2013, pág. 33) y que se asocia a factores predisponentes que influyen en su recurrencia. Estos factores se detallan a continuación:

- Factor anatómico: provocan alteración o deterioro de la función mucosa y de la ventilación. Favorece la obstrucción. Ejemplos: desviación del tabique septal, alteración de las paredes nasales, atresia de coanas, hipoplasia del seno nasal, paladar hendido. (Martínez, 2013, pág. 588)
- Factores ambientales/hábitos: provocan irritación de la mucosa. Ejemplos: exposición al aire acondicionado, contaminación ambiental, tabaquismo, uso de drogas nasales (cocaína). (Martínez, 2013, pág. 588)
- Factores sistémicos/enfermedades crónicas: provocan alteración o deterioro de la función mucociliar y de la calidad del moco. Ejemplos: diabetes mellitus, fibrosis quística, discinesia ciliar primaria. (Martínez, 2013, pág. 588)
- Factores inmunitarios: cursan con déficit de IgA. Ejemplo: SIDA. (Martínez, 2013, pág. 588)
- Otros:

- Reflujo gastroesofágico: Provoca reflujo nasofaríngeo.
- Adenoides hipertróficas: Constituyen un reservorio bacteriano.

Se estima que, en un período de 12 meses, un adulto presenta una media de 2-5 episodios de rinitis aguda, y un niño escolarizado, 7-10 episodios (Mahdyoun, 2015, pág. 2) de origen viral que son autolimitadas por lo general, sin embargo, si no se supera ese proceso, la infección bacteriana secundaria se presenta, recalcando que la probabilidad de que un paciente que tenga síntomas respiratorios que puedan sugerir una sinusitis y tenga realmente esta condición no supera el 40%.

En Estados Unidos, con 20 millones de casos anuales diagnosticados, se considera uno de los motivos de consulta más frecuentes. La incidencia de este cuadro estaría en aumento. Es más elevada durante los meses de invierno que en verano (riesgo relativo ×2,9) (Mahdyoun, 2015, pág. 2).

**Fisiopatología:**
Las RSA se pueden dividir de acuerdo a su etiología en virales y bacterianas y raramente en fúngicas. Si se plantea un orden lógico, en un inicio ocurre un resfrío común viral, luego una RSA postviral y finalmente una RSA bacteriana. Sin embargo, separar en qué momento se producen estas tres etapas no es tan sencillo, y es aquí donde viene el desafío del clínico. (Fonseca, 2013, pág. 1)

**Rinosinusitis Viral**
El normal funcionamiento de los senos paranasales depende de una adecuada ventilación y drenaje, una secreción fluida, aclaramiento mucociliar adecuado y permeabilidad de los ostium de drenaje. Cada uno de los senos paranasales y la cavidad nasal en sí están recubiertos por un epitelio ciliado pseudo estratificado, sus orificios de drenaje (ostium) se abren a la cavidad nasal. (Guías ACORL, 2015, pág. 82)

La obstrucción de los ostiums dificulta, o anula si es completa, el drenaje sinusal y condiciona la aparición de una presión negativa y la disminución de la presión parcial de oxígeno, que a su vez producen vasodilatación secundaria y trasudación de fluido desde el espacio vascular. Además de las infecciones virales, cualquier proceso que determine la obstrucción de los ostiums o altere el drenaje mucociliar predispone a la infección bacteriana de los senos paranasales. Entre ellos los más significativos son los factores locales debidos a anomalías anatómicas (desviación septal, cornetes hiperneumatizados y otras) u otro tipo de lesiones (tumores). (Vallejo, 2017, pág. 31)

Entre las causas menos frecuentes se encuentran la alergia, los traumatismos, el edema secundario al embarazo o la disfunción ciliar primaria. Las bacterias pueden alcanzar el interior de los senos impulsadas por los gradientes de presión originados al realizar maniobras comunes, como sonarse la nariz. La alteración del drenaje mucociliar permite a las bacterias recién llegadas persistir el tiempo suficiente para iniciar la multiplicación y alcanzar con rapidez densidades iguales a superiores a 105 UFC/ml18. (Vallejo, 2017, pág. 31)

La agresión de la mucosa respiratoria por el virus desencadena una respuesta inflamatoria inicialmente inespecífica mediada por la liberación de interleucinas (IL) proinflamatorias (IL-8, IL-6) y la sobreexpresión de moléculas de adhesión (molécula de adhesión intercelular [ICAM]). Después, intervienen los polimofronucleares, atraídos por quimiotaxis, para degradar las proteínas virales mediante sus proteasas y producir también IL-8 y factor de necrosis tumoral (TNF)-alfa. Las citocinas proinflamatorias (IL-1, IL-6, TNF) activan a su vez los linfocitos T (perfil Th1). (Mahdyoun, 2015, pág.3)

Toda esta reacción al generar la liberación de citoquinas, resulta en síntomas sistémicos (algunas atraviesan la BHE y dan origen a fiebre, mialgias, fatiga) y así mismo la bradiquinina, el mediador más importante en la RS viral, que aumenta la permeabilidad vascular, activa liberación celular, produce estimulación de los receptores nerviosos, generando síntomas locales como: rinorrea, odinofagia, obstrucción nasal, dolor facial (cuadro clínico propiamente dicho). Esto lleva a la obstrucción de los orificios de drenaje de los senos maxilares. (Fokkens, et al., 2012, pág. 1-12)

Se dice que el área del ostium del maxilar es de aprox 5 mm2, el punto crítico es de 2.5 mm2. Cuando baja de esto empieza a producirse hipoxia, lo cual llevará a vasodilatación y por ende a transudado, a disfunción ciliar, ya sea por el mismo rinovirus que daña la función ciliar, aumento de las secreciones glandulares, que llevará a su vez a flujo mucoso, estancamiento, retención de secreciones; todas estas condiciones favorecen la proliferación bacteriana (Fokkens, et al., 2012, pág. 1-12)

### Rinosinusitis Bacteriana

La RSA bacteriana en general es precedida de una RSA viral, sin embargo, también puede producirse de forma directa por un patógeno que provoque esta patología, siendo los agentes más comunes: S. Pneumoniae, Haemophilus influenza y Moraxella catarrhalis. También se pueden presentar, S. Aureus, otras especies estreptocócicas y especies de anaerobios. (Lagos, 2020, pág. 138)

### Rinosinusitis Fúngica

Este tipo de rinosinusitis son raras ya que afectan únicamente a pacientes con inmunodeficiencias y dependerá del grado de inmunodeficiencia que presenta en ese momento. (Jiménez, 2017, pág.14)

La rinosinusitis de origen fúngico más comunes son la aspergilar aguda, típica del paciente que presenta neutropenia y del paciente con trasplante de médula ósea; otros hongos que pueden afectar a estos grupos de pacientes son los hongos ascomicetos del tipo Alternaria especialmente la Alternaria alternata que causa infecciones respiratorias en personas con SIDA, asma en personas con hipersensibilidad, y está relacionada con la rinosinusitis crónica. (Jiménez, 2017, pág.14)

### Etiología:

Las infecciones respiratorias agudas del tracto respiratorio superior de origen viral son los principales predisponentes para la rinosinusitis, y constituyen la causa más predominante de infección en estos todos los grupos de pacientes. (Jiménez, 2017, pág. 12)

Entre los agentes patógenos más comunes tenemos:

### Rinosinusitis Viral:

• Rinovirus: afectan al grupo etáreo de 5 a 14 años.
• Coronavirus: afectan a niños pequeños.

- Coxackie A21: grupo etáreo de 5 a 14 años.
- Adenovirus: a cualquier edad.
- Influenza: a cualquier edad.

### Rinosinusitis Bacteriana:

Aquellas que se pueden encontrar afectando los senos paranasales muchas veces forman
parte de la flora bacteriana normal de la mucosa nasal provocando sobreinfección en rinosinusitis virales, entre ellas se encuentran: (Jiménez, 2017, pág. 13)

- Streptococcus pneumoniae: afecta a niños y adolescentes.
- Haemophilus influenza: afecta a adolescentes y adultos.
- Moraxella catarrhalis: afecta a adolescentes y adultos.
- Staphylococcus aureus: afecta a niños y adolescentes.

### Rinosinusitis Fúngicas:

Como se menciona anteriormente, son rinosinusitis raras que afectan a pacientes con inmunodeficiencias. (Jiménez, 2017, pág.14)

- Hongos de tipo Aspergillus.
- Hongos de tipo Alternaria.

### Diagnóstico:

La rinosinusitis aguda es una patología muy común, y en general es tarea del médico de atención primaria o del especialista de ORL su diagnóstico. El diagnóstico es eminentemente clínico. La rinosinusitis aguda no requiere apoyo de exámenes complementarios, sin embargo, ante la duda se pueden realizar, nasofibroscopía o un TAC de cavidades paranasales en los cuales podemos observar en los senos maxilares los niveles hidroaéreos característicos, sin embargo, se recalca que no se deben realizar imágenes radiológicas en los pacientes que cumplen los criterios clínicos para Rinosinusitis a no ser que se sospeche una complicación o un diagnóstico alternativo. Nivel de evidencia I. Grado de recomendación en contra de la toma de imágenes diagnósticas, en cuadro clínico de sinusitis no complicada: D (Guías ACORL, 2015, pág. 84)

### Los Síntomas Incluyen:

- Rinorrea purulenta
- Congestión nasal

- Goteo retronasal
- Hiposmia o anosmia
- Dolor facial tipo presión
- Odontalgia
- Tos
- Fiebre
- Astenia
- Adinamia

Al hacer el diagnóstico de una rinosinusitis aguda, es fundamental, para el manejo del paciente, determinar si ésta es de causa viral o bacteriana. Existen ciertos predictores clínicos de RSA bacteriana. Se han realizado múltiples estudios al respecto y la evidencia concuerda en que los síntomas y signos que orientan a una RSA bacteriana son:

1. Rinorrea purulenta
2. Duración de los síntomas por más de 10 días.
3. Doble curva: que presente una mejoría y luego un empeoramiento en la fase de enfermedad.
4. Secreción purulenta por meato medio

La combinación de 3 de éstos tiene una especificidad de 0,81 y sensibilidad de 0,66. (Fonseca, 2020, pág. 139)

Las Guías EPOS del 2012 para RSA bacteriana, sugieren la presencia de al menos 3 síntomas o signos de:
   1.Secreción (con predominio unilateral) y secreción purulenta en cavum.
   2.Dolor intenso local (con predominio unilateral)
   3.Fiebre (> 38 º C)
   4.Elevación de VHS/PCR
   5.Deterioro de los síntomas después de una fase remisión.

Sospechamos en una RSA bacteriana en cualquier momento de la evolución clínica si hay: (Fonseca, 2020, pág. 140)
   1.Severidad desproporcionada de síntomas.
   2.Empeoramiento de síntomas después de 5 - 7 días.

3.Persistencia de síntomas por más de 10 días.

4.Curvas con "rebote". Paciente por 48 horas con mucha sintomatología, que empieza a declinar y al quinto día empieza nuevamente con síntomas nasales.

El examen físico para rinosinusitis aguda incluye realizar una rinoscopia anterior donde se puede observar la salida de moco purulento del meato medio.

Otro hallazgo es la palpación dolorosa de los senos maxilares o frontales y escurrimiento purulento en la pared posterior al examen de la orofaringe.

**Estudios de imagen**
**Radiología Simple:**
No se debe obtener imágenes radiográficas para pacientes que cumplen con los criterios de diagnóstico para rinosinusitis aguda, a menos que sea una complicación o se sospecha de un diagnóstico alternativo. Recomendación (contra las imágenes) basado en estudios de diagnóstico con limitaciones y una preponderancia del beneficio sobre el daño por no obtención de imágenes. (Rosenfeld, et al., 2015, pág. 10)

La radiografía simple de senos paranasales, tiene poca sensibilidad y su utilidad es limitada para el diagnóstico de la rinosinustis debido al elevado número de resultados falsos positivos y falsos negativos. Nivel de la evidencia I. Recomendación en contra de su toma E. (Guías ACORL, 2015, pág. 85)

Los hallazgos más significativos en la radiografía son un velamiento completo de o los senos paranasales, o los niveles hidroaéreos. Los engrosamientos de mucosa de 6 mm o más son significativos de inflamación, no siempre es fácil su interpretación. La presencia de remodelaciones óseas o de destrucción ósea corresponde a la presencia de complicaciones asociadas a una RSA o tumores.

Cabe recalcar que en los senos maxilares es frecuente observar la presencia de masas de aspecto redondeado que no alteran las paredes óseas. (Fonseca, 2020, pág. 139)

**Tomografía de Senos Paranasales**

La tomografía de senos parasanales constituye la técnica de elección para confirmar la extensión y localización anatómica de la afección. Se debe realizar de primera elección en: enfermedad unilateral, sinusitis complicada, pacientes con inmunocompromiso. Se utiliza para corroborar la evolución clínica y la exploración endoscópica después del fracaso del tratamiento médico. Nivel de evidencia II. Recomendación B. (Guías ACORL, 2015, pág. 85)

**Resonancia Magnética**

La RMN no es el método principal de obtención de imágenes para la evaluación en casos de rinosinusitis crónica. Se reserva para el estudio de afecciones graves como las neoplasias. (Fokkens, 2012, pág. 1-136)

**Endoscopía Nasal**

Examen reservado para el Otorrinolaringólogo. Es útil para completar el examen endonasal ya que permite visualizar toda la fosa nasal hasta la coana. Evalúa la anatomía, el complejo osteomeatal, el aspecto de la mucosa nasal, el piso de la nariz y la trompa de Eustaquio. Permite además tomar muestras de secreción del meato medio para identificación bacteriológica. Permite la visualización de masas nasales y sus características. (Fonseca, 2020, pág. 139). Fuerte recomendación basada en estudios transversales con preponderancia del beneficio sobre el daño. (Rosenfeld, et al., 2015, pág. 22)

**Rinosinusitis Crónica**

La RSC constituye una entidad clínica mucho más heterogénea sobre la cual hay pocos consensos en cuanto a sus criterios de diagnóstico, sin embargo, distintas guías de referencia concuerdan en que, para su diagnóstico, en contraste con la RSA, se requiere tanto la evaluación de síntomas como la evidencia objetiva de enfermedad crónica sinusal. Esta evaluación objetiva debe realizarse para descartar otras enfermedades, como neoplasias. (Campos, 2013, pág. 203-218)

De acuerdo al tiempo de evolución se la puede clasificar:
•RSC: es aquella cuyos síntomas como rinorrea, congestión nasal y tos duran más de 90 días, que continúan de manera persistente. (Campos, 2013, pág. 203-218)

• RSC reagudizada: aquella en la que existe inflamación mayor de 90 días en los cuales se desarrollan nuevos síntomas, que resuelven con antibioticoterapia, pero que posteriormente persisten los síntomas previos. (Campos, 2013, pág. 203-218)

Para el diagnóstico clínico usualmente se requieren al menos dos de estos síntomas como secreción nasal mucopurulenta anterior o posterior, obstrucción/congestión nasal, dolor facial tipo presión e hiposmia/anosmia que puede acompañarse o no de otros síntomas como tos, plenitud aural u otalgia, halitosis, odontalgia, fiebre y fatiga. (Sedaghat, 2018, pág. 155)

Se distinguen varios fenotipos, siendo los más comunes:
1. RSC sin pólipos (RSCsP): Representa la mayoría de casos (60 – 65%)
2. Rinosinusitis crónica (RSC) con pólipos (RSCcP): Corresponde a un 20 – 33% de los casos

Aunque también se pueden encontrar:
1. RSC infecciosa
2. RSCcP y enfermedad exacerbada por aspirina (AERD)
3. RS fúngica alérgica
4.6. RSC en fibrosis quística
5. Otros fenotipos: asociada a inmunodeficiencias; en síndrome de cilio inmóvil; anomalías anatómicas. (González, 2020, pág. 142)

***Rinosinusitis crónica sin pólipos nasales:** se debe a una RSA no resuelta, la mayoría secundaria a una obstrucción del meato que impide la eliminación del contenido sinusal; también se debe a enfermedades sistémicas como fibrosis quística, síndrome de disquinesia ciliar, etc., que alteran la eliminación normal de moco o a inmunodeficiencias. (González, 2020, pág. 143)

***Rinosinusitis crónica con pólipos:** se describe como mecanismo responsable de la inflamación crónica a una respuesta de hipersensibilidad y el agente contra el cual se genera esta respuesta parece ser el Staphylococcus Aureus (incluyendo S. aureus-MRSA resistente a meticilina) y estafilococos coagulasa negativos y organismos entéricos Gram negativos (Mustafa, 2015, pág.32); este subtipo suele coexistir con patologías crónicas como el asma y reacciones adversas con aspirina y AINES ("enfermedad respiratoria exacerbada por aspirina"). (González, 2020, pág. 143)

El diagnóstico de RSC, de acuerdo a las guías EPOS 2012 se basa en los siguientes criterios, recalcando que son los mismos para RSA pero con una duración mayor a 12 semanas y con comprobación de la inflamación con una endoscopía nasal o TC:

Dos o más síntomas rinosinusales, uno de los cuales debe ser el criterio A o B:
A. Descarga nasal anterior o posterior
B. Congestión u obstrucción nasal
C. Dolor o presión facial: este síntoma es el menos específico
D. Hiposmia o anosmia en adultos y tos en niños.

Con confirmación de la inflamación mediante la presencia del criterio E y/o F:
E. Hallazgos endoscópicos de pólipos y/o rinorrea mucopurulenta primariamente en el meato medio y/o edema de meato medio
F. Alteraciones en la TC de cavidades paranasales (CPN) con cambios mucosos en el complejo ostiomeatal o en los senos paranasales

**Pruebas complementarias para RSC:**
Ya se mencionó que se requiere de TC o endoscopia nasal para el diagnóstico inicial, y se lo debe realizar en los siguientes casos:
- Tomografía Computarizada: está indicada para diagnóstico de anomalías anatómicas cuando los síntomas persistan después de completar el primer tratamiento médico, cuando haya sospecha de enfermedad neoplásica o cuando el paciente se considere candidato a cirugía. Nivel de evidencia II. Recomendación B. (Guías ACORL, 2015, pág. 85)
- Endoscopia Nasal: indicada para valorar los pasajes nasales, desviaciones del tabique, presencia de edema o secreción del meato medio, valorar la presencia de pólipos o alguna patología que confunda el diagnóstico en los pacientes con sinusitis crónica. Fuerte recomendación basada en estudios transversales con preponderancia del beneficio sobre el daño. (Rosenfeld, et al., 2015, pág. 22)

**Complicaciones:**
Las posibles complicaciones de cualquier tipo de rinosinusitis aguda residen

en la estrecha relación anatómica que se da entre los senos nasales y paranasales, la fosa craneal anterior, la órbita y resto de macizo facial, por lo tanto, tenemos:
- Complicaciones de la órbita: 60 – 70%
- Complicaciones endocraneales: 15 – 20
- Complicaciones óseas: 5 – 10

**Complicaciones de la Órbita:**
Corresponden a las complicaciones más comunes de la rinosinusitis aguda. Se asocian en orden decreciente con sinusitis etmoidal, maxilar, frontal y rara vez esfenoidal. Son más frecuentes en el sexo masculino y en los niños. En niños pueden presentarse sin dolor. El mecanismo se produce directamente a través de la lámina papirácea, que es muy fina y a veces dehiscente; también puede extenderse por vía venosa. (Martínez, 2013, pág. 330)

Las complicaciones de la órbita tienen distintas manifestaciones clínicas. Según su progresión y zonas implicadas, en 1970 Chandlet et al. las clasificaron en: (Maúl, 2020, pág. 149)

*Clasificación de Chandler:
I. Celulitis preseptal: Es la más frecuente, la menos grave y con mejor pronóstico. Se presenta con dolor, edema y eritema de los párpados, conjuntiva y a veces fiebre. Sin compromiso de las estructuras posteriores al septum orbitario. No hay alteraciones en la visión, motilidad ocular o reflejos pupilares. Si se hiciera una TC CPN en estos pacientes, se evidenciaría solo aumento de volumen del párpado. (Maúl, 2020, pág. 149)
II. Celulitis orbitaria: Compromiso post septal que se manifiesta además de edema y eritema del párpado, con dolor orbitario, quemosis, proptosis y limitación del movimiento extraocular. (Maúl, 2020, pág. 149)
III. Absceso subperióstico: se produce un absceso entre la lámina papirácea y el periostio orbitario o periórbita en la pared medial de la órbita secundario a una sinusitis etmoidal. En este caso, se produce un desplazamiento inferolateral de la órbita e importante limitación de la movilidad ocular. Hay proptosis, oftalmoplejia, diplopía y alteración de la agudeza visual. La alteración de la agudeza visual se produce por tracción e inflamación del nervio óptico e inicialmente se manifiesta con dificultad en la discriminación de colores verde/rojo. (Maúl, 2020, pág. 149)

IV. Absceso orbitario: Es intraconal, limitado por los músculos rectos y las membranas que los unen y la cápsula de Tenon. Habitualmente se produce en casos de retraso en el diagnóstico o en pacientes inmunodeprimidos, con una frecuencia que oscila entre el 8 y el 13%. Hay deterioro de la agudeza visual, proptosis, quemosis y diplopía severa con oftalmoplejia (Andrade, 2017, pág. 31)

V. Trombosis del seno cavernoso: se describirá en Complicaciones endocraneales.

**Complicaciones Endocraneales:**

Trombosis del seno cavernoso: Es una entidad que supone un riesgo vital. Puede llegar a ser mortal en adultos en un 30% y con una morbilidad del 60%. En esta fase toda la anterior sintomatología ocular es ya bilateral, con papiledema, irritación meníngea, fiebre en picos y postración, se asocia un estado séptico, con afectación de múltiples pares craneales. (Gómez, 2018, pág. 496)

**Complicaciones Óseas:**

Son los mucoceles (al obstruirse el drenaje del seno) y las osteomielitis siendo las más comunes las maxilares (son típicas de la infancia) y frontales.

Las complicaciones de la pared anterior del seno frontal dan lugar al tumor de Pott en la región frontal, pero si se afecta la pared posterior ocasionará una complicación endocraneal.

Los síntomas/signos que indican derivación inmediata son: ojo o párpado edematoso o hiperémico, desplazamiento del globo ocular, diplopía, pérdida de agudeza visual, cefalea frontal unilateral grave, edema frontal y signos de meningismo y focalidad neurológica. (Gómez, 2018, pág. 496)

**Tratamiento:**
**Rinosinusitis aguda viral

**Alivio sintomático:**
Los médicos pueden recomendar analgésicos, esteroides intranasales tópicos y/o irrigación de solución salina nasal para el alivio sintomático de la RSV.

*Opción basada en ensayos controlados aleatorios con limitaciones y estudios de cohortes con un equilibrio poco claro de beneficio y daño que varía por paciente (Rosenfeld, et al., 2015, pág. 12). Nivel de evidencia II. Grado de* recomendación B. (Guías ACORL, 2015, pág. 86)

- Esteroides intranasales: mometasona Furoato: 300 mcg cada 12 horas, equivalente a 2 puff en cada fosa nasal cada 12 horas.
- Analgésicos: como el paracetamol
- Irrigación nasal: solución salina

**Rinosinusitis aguda bacteriana

### Alivio Sintomático:
Los médicos pueden recomendar analgésicos, esteroides intranasales tópicos, y/o irrigación nasal con solución salina para el alivio sintomático de RSA. Opción basada en ensayos controlados aleatorios con poblaciones heterogéneas, criterios de diagnóstico y medidas de resultado con un equilibrio de beneficio y daño (Rosenfeld, et al., 2015, pág. 13). Nivel de evidencia II. Grado de recomendación B. (Guías ACORL, 2015, pág. 86)

- Esteroides intranasales: mometasona Furoato: 300 mcg cada 12 horas, equivalente a 2 puff en cada fosa nasal cada 12 horas.
- Analgésicos: como el paracetamol
- Irrigación nasal: solución salina

### Tratamiento Inicial:
Los médicos pueden hacer una conducta expectante (sin antibióticos) o prescribir una terapia inicial con antibióticos para adultos con RSBA sin complicaciones. La conducta expectante debe ofrecerse solo cuando haya garantía de seguimiento, de modo que se inicie la terapia con antibióticos si la condición del paciente no mejora 7 días después del diagnóstico inicial de RSBA o si empeora en cualquier momento. *Recomendación basada en revisiones sistemáticas de ensayos controlados aleatorios doble ciego con cierta heterogeneidad en los criterios de diagnóstico y la gravedad de la enfermedad y un equilibrio relativo de beneficio y riesgo (Rosenfeld, et al., 2015, pág. 14). Nivel de evidencia I. Grado de recomendación A. (Guías ACORL, 2015, pág. 86)*

**Antibioticoterapia**

Si se toma la decisión de tratar la RSBA con un antibiótico, se debe recetar amoxicilina con o sin clavulanato como terapia de primera línea durante 5 a 10 días para la mayoría de los adultos. Recomendación basada en ensayos controlados aleatorios con heterogeneidad y diseño de no inferioridad con preponderancia del beneficio sobre el daño. (Rosenfeld, et al., 2015, pág. 15)

- Amoxicilina: 2-4 gramos/día, cada 8h o cada 12h
- Amoxicilina/clavulánico 500/125 mg, cada 8 h
- Amoxicilina/clavulánico 875/125 mg, cada 12 h
- Amoxicilina/clavulánico 2000/125 mg, cada 12 h (si existen factores de riesgo para resistencias)

Con respecto a la duración del tratamiento, ha habido cierta controversia, con estudios que demuestran que no hay diferencias en términos de efectividad y seguridad entre un curso corto (5 días) y otro largo de antibiótico (10 días). Los efectos adversos gastrointestinales son los más reportados. Nivel de la evidencia I. Grado de recomendación A. (Guías ACORL, 2015, pág. 86)

En caso de pacientes alérgicos e intolerantes al manejo de primera línea, se puede ofrecer una alternativa como doxiciclina o quinolonas como moxifloxacina en adultos. Nivel de evidencia III. Grado de recomendación C. (Guías ACORL, 2015, pág. 86)

- Doxicilina 100 mg/12h, ó 200 mg/24h
- Levofloxacino 500 mg/24h
- Moxifloxacino 400 mg/24h

**Falla del tratamiento inicial de RSBA:**

Si el paciente no mejora con el manejo inicial a los 7 días después del diagnóstico o empeora durante el manejo inicial, el médico debe reevaluar al paciente para confirmar RSBA, excluir otras causas de enfermedad y detectar complicaciones. Se deben tomar cultivos, si es posible realizar aspiración directa de los senos paranasales, el cultivo en nasofaringe no se aconseja dado que tiene baja sensibilidad. Nivel de evidencia I. Grado de recomendación A. (Guías ACORL, 2015, pág. 86)

Si se confirma RSBA en el paciente tratado inicialmente con observación, el médico debe comenzar la terapia con antibióticos. Si el paciente fue tratado inicialmente con un antibiótico, el médico debe cambiar el antibiótico. Recomendación basada en ensayos controlados aleatorios con limitaciones que apoya un punto de corte de 7 días por falta de mejoría y opinión de expertos y primeros principios para cambiar de terapia con preponderancia de beneficio sobre daño. (Rosenfeld, et al., 2015, pág. 18)

En caso de falla con el antibiótico de primera línea, los tratamientos de segunda línea son: la amoxicilina en altas dosis, la amoxicilina – clavulanato, levofloxacina y moxifloxacina. Nivel de evidencia I. Grado de recomendación A.  (Guías ACORL, 2015, pág.86)

**Rinosinusitis crónica

En la mayoría de los casos, la RSC no se puede curar, y el tratamiento está dirigido a reducir los síntomas y mejorar la calidad de vida de los pacientes.

**Tratamiento Médico:**
1. Controlar la inflamación y el edema de la mucosa
2. Mantener ventilación y drenaje adecuado de las CPN
3. Tratar las infecciones en caso de agudización
4. Evitar exacerbaciones recurrentes (González, 2020, pág. 145)

Los médicos deben recomendar irrigación nasal con solución salina, corticosteroides intranasales tópicos, o ambos para el alivio de los síntomas del SRC. Recomendación basada en una preponderancia del beneficio sobre daño. (Rosenfeld, et al., 2015, pág. 27)

- Irrigación nasal: Los lavados deben ser de alto volumen y bajo flujo, por lo que no sirven los dispositivos tipo spray. Se debe aplicar mínimo 2 veces al día en ambas fosas nasales, de forma permanente.
- Corticoides intranales tópicos como mometasona furoato, fluticasona propionato, fluticasona furoato deben aplicarse 2 puff en cada fosa nasal cada 12 horas, de forma permanente.

**Antibioticoterapia:**

Se ha reportado en la literatura que la rinosinusitis crónica puede mejorar con el tratamiento antibiótico con macrólidos por 12 semanas, seleccionando pacientes que tengan niveles de IgE normales, sin embargo, la evidencia al respecto es insuficiente hasta el momento. Nivel de evidencia III. Grado de recomendación C. (Guías ACORL, 2015, pág. 87)

• IgE baja: se indican macrólidos en media dosis, por 2 a 3 meses.
  - Claritromicina 500 mg al día por 3 meses
  - Azitromicina 500 mg lunes, miércoles y viernes por 2 meses

En caso de la rinosinusitis crónica con pólipos nasales, se ha visto que el tratamiento sistémico con doxiciclina por 3 semanas disminuye el tamaño del pólipo y el escurrimiento posterior, sin evidenciar beneficio a otro nivel. (Guías ACORL, 2015, pág. 87)

• IgE elevada: suele encontrarse elevada en la RSCcP, se indica tratamiento menor a 4 semanas con doxiciclina. Para la RSCcP se puede combinar con los pulsos de corticoides.
  - Doxiciclina 100 mg cada 12 horas por 20 días

No se debe prescribir tratamiento antifúngico tópico o sistémico para pacientes con rinosinusitis crónica no inmunocomprometidos, teniendo en cuenta los posibles efectos secundarios de este manejo. Nivel de evidencia I. Grado de recomendación A. (Guías ACORL, 2015, pág. 86). Recomendación (contra el tratamiento) basada en una revisión sistemática de ECA con preponderancia del beneficio sobre el daño (por no tratar). (Rosenfeld, et al., 2015, pág. 29).

1.Lagos-Villaseca, A., Winter-Domínguez, M., Thone-Miranda, N., Jofré-Pávez, D., González-Gallardo, C. (2020). Otorrinolangología para médicos generales. Pontificia Universidad Católica de Chile. https://medicina.uc.cl/wp-content/uploads/2020/06/Libro-Departamento-de-Otorrinolaringologia-UC.pdf

2.Guías ACORL para el manejo de las patologías más frecuentes en otorrinolangología. (2015). Guía para el diagnóstico y tratamiento de sinusitis en el adulto. https://www.acorl.org.co/resources/imagenes/visitante/medico/apoyo-al-ejercicio-profesional/guias-acorl/GUIAS_ACORL_Sinusitis_en_el_adulto.pdf

3.Rosenfeld, R., Piccirillo, J., Chandrasekhar, S., Brook, I., Ashok-Kumar, K., Kramper, M., Orlandi, R., Palmer, J., Patel, Z., Peters, A., Walsh, S., Corrigan, M. (2015). Clinical practice guideline (Update): Adult Sinusitis. 152(2S) S1–S39. http:// 10.1177 / 0194599815572097

4.Mahdyoun, P., Riss, J., Castillo., L. (2015). Rinitis y rinosinusitis agudas del adulto. 44 (1),1-9. https://www.ncbi.nlm.nih.gov/pmc/articles/PMC7185880/pdf/main.pdf

5.Martínez-Campos, L., Albañil-Ballesteros, R., de la Flor-Bru, J., Piñeiro-Pérez, R., Cervera, J., Baquero-Artigao, F., Alfayate-Miguele, S., Moraga-Llop, F., Cilleruelo-Ortega, M., Calvo-Rey, C. (2013). Documento de consenso sobre etiología, diagnóstico y tratamiento de la sinusitis. 79(5):330.e1-330.e12. http://dx.doi.org/10.1016/j.anpedi.2013.04.027

6.Gómez-Gabaldón, N., Manzanares-Arnaiz, C., Noguero-Cánovas, L., Juan-Armas, J. (2018). Manejo de la rinosinusitis en Atención Primaria. 44(7):492-499. https://doi.org/10.1016/j.semerg.2017.11.008

7.Sedaghat, A., (2018). Chronic Rhinosinusitis. https://doi.org/10.1007/978-3-319-74835-1_13

# CAPÍTULO 8

**Cristian Miguel Romero Villegas**
*Rinitis*

## Introducción

La rinitis consiste en la inflamación de la mucosa que recubre las fosas nasales; se define como rinosinusitis a la inflamación que se extiende a la mucosa de los senos paranasales. (González, Martínez, Pinacho & Heredia, 2019).

La rinitis crónica (RC) en una inflamación de la mucosa nasal, caracterizada por 2 o más síntomas de congestión: obstrucción nasal, rinorrea anterior o posterior, estornudos y prurito durante al menos 1 hora diaria y durante más de 2 semanas. (Papadopoulos & Guibas, 2016).

La RC es una condición patológica prevalente con morbilidad generalizada asociada con una carga financiera considerable para los sistemas de salud. El impacto se eleva aún más porque es un factor de riesgo para otras comorbilidades en adultos, como sinusitis y asma. También la RC es precursora de enfermedades graves en niños, como problemas de aprendizaje, alteración del comportamiento y problemas psicológicos. Sin embargo, es una enfermedad subestimada y a menudo vista como una simple molestia. (Papadopoulos & Guibas, 2016).

La RC presenta una alta variabilidad tanto en los mecanismos fisiopatológicos subyacentes (endotipos), como las presentaciones clínicas (fenotipos). (Papadopoulos & Guibas, 2016).

Los 3 subgrupos de rinitis más aceptados hasta el momento son la rinitis alérgica (RA), rinitis infecciosa y rinitis no infecciosa no alérgica, aunque los pacientes pueden presentar una combinación de éstos fenotipos. (Papadopoulos & Guibas, 2016).

## Clasificación

No hay una clasificación universal para rinitis que sea ampliamente admitida por todos. Según recomendaciones de The Joint Council of Allergy, Asthma & Immunology (JCAAI), las rinitis podrían ser clasificadas como alérgicas o no alérgicas y deben ser diferenciadas de enfermedades que las simulan (Wallace DV, 2008).

Clasificación de las rinitis (Wallace DV, 2008):
**Alérgicas**
**No alérgicas:**
 • Infecciosas: víricas o bacterianas.

- Vasomotoras.
- Hormonales.
- Emocionales.
- Gustatorias.
- Atróficas.
- Inducidas por medicamentos.
- Rinitis no alérgica con eosinofilia (NARES).
- Ocupacionales.

**Enfermedades que simulan rinitis:**

- Lesiones estructurales.
- Licuorrea.
- Síndrome de disfunción ciliar.
- Rinitis crónica con poliposis.

### Rinitis Alérgica

Es una condición inflamatoria de la mucosa nasal, causada por una respuesta mediada por IgE a un espectro de alérgenos ambientales: polen, ácaros del polvo, excremento de cucarachas, caspa de animales, roedores y mohos. (Papadopoulos & Guibas, 2016).

Su incidencia máxima se sitúa en adolescentes y adultos jóvenes. Clásicamente, se ha subdividido en estacional, perenne y laboral en función de la exposición a los agentes causales. La clasificación actual está basada en la duración de los síntomas (intermitente y persistente), la gravedad y grado de afectación en la calidad de vida del paciente (leve, moderada y grave). (González, Martínez, Pinacho & Heredia, 2019).

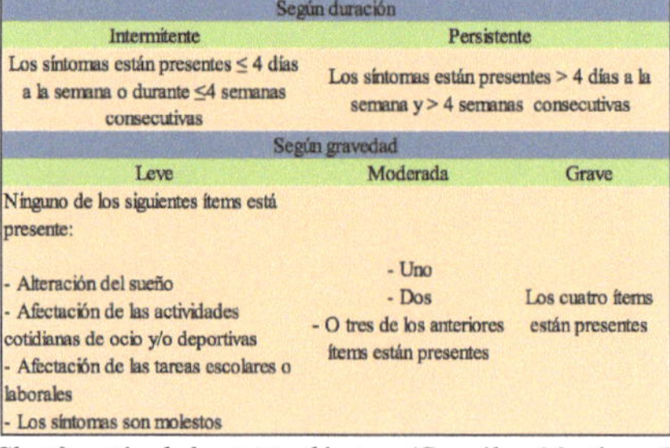

| Según duración | | |
| --- | --- | --- |
| Intermitente | Persistente | |
| Los síntomas están presentes ≤ 4 días a la semana o durante ≤4 semanas consecutivas | Los síntomas están presentes > 4 días a la semana y > 4 semanas consecutivas | |
| Según gravedad | | |
| Leve | Moderada | Grave |
| Ninguno de los siguientes ítems está presente:<br><br>- Alteración del sueño<br>- Afectación de las actividades cotidianas de ocio y/o deportivas<br>- Afectación de las tareas escolares o laborales<br>- Los síntomas son molestos | - Uno<br>- Dos<br>- O tres de los anteriores ítems están presentes | Los cuatro ítems están presentes |

*Tabla 1. Clasificación de la rinitis alérgica. (González, Martínez, Pinacho & Heredia, 2019)*

**Fisiopatología**

Los alérgenos sensibilizantes que ingresan por vía nasal son procesados por células presentadoras de antígeno en la mucosa nasal, y se presentan a los linfocitos T CD41. Durante esta fase de sensibilización, los linfocitos T producen citocinas (IL-3, IL-4, IL-5, IL-13, factor estimulante de colonias de granulocitos y macrófagos), que conducen a la diferenciación de los linfocitos B a células plasmáticas, que a su vez producen IgE específica de antígeno, que se une a los receptores de IgE de alta afinidad en la superficie de mastocitos y basófilos. En la reexposición a alérgenos, péptidos alergénicos específicos son reconocidos por los sitios de unión al antígeno de la IgE específica unida a estos mastocitos o basófilos, resultando en la reticulación de moléculas de IgE y activación de cascadas de señalización que conducen a la desgranulación de mediadores bioactivos preformados, así como recién formados (histamina, leucotrienos, prostaglandinas, factor activador de plaquetas). Una reacción de fase tardía suele seguir hasta 4 a 12 horas después, como resultado de la liberación de quimiocinas y otros quimioatrayentes que activan células Th2, eosinófilos y mastocitos para migrar al epitelio nasal donde liberan citocinas, enzimas y mediadores adicionales que perpetúan la inflamación alérgica, causando síntomas de RA retardados o persistentes. (Papadopoulos & Guibas, 2016).

**Clínica**

La clínica típica consiste en estornudos en salvas, obstrucción nasal, rinorrea acuosa y prurito nasal y/o ocular. La mucosa que recubre los cornetes muestra una palidez característica. (González, Martínez, Pinacho & Heredia, 2019).

**Diagnóstico**

Dado que la etiología es alérgica, habrá un incremento de eosinófilos en sangre y exudado nasal, así como de IgE en sangre tanto total como específica (RAST). Las pruebas cutáneas alérgicas (Prick-test) confirman el diagnóstico. (González, Martínez, Pinacho & Heredia, 2019).

**Tratamiento**

Es el mismo que el de cualquier proceso alérgico: evitar la exposición al alérgeno, antihistamínicos, corticoides intranasales. (Recomendación clase I, nivel de evidencia A). (González, Martínez, Pinacho & Heredia, 2019).

**Rinitis No Alérgica**

La rinitis no alérgica no infecciosa (NAR), es un grupo heterogéneo de afecciones nasales, en el que el diagnóstico requiere una prueba de IgE sistémica negativa. Los subtipos de NAR son comunes y afectan hasta a 200 millones de personas en todo el mundo. (Papadopoulos & Guibas, 2016).

### Rinitis Infecciosa
Puede ser causada por virus, bacterias y hongos. (Lagos & Winter, 2020).

### Catarro Común, Rinitis Aguda Inespecífica
La causa es vírica y el agente etiológico más frecuente es el rinovirus. (González, Martínez, Pinacho & Heredia, 2019).

### Clínica
Los síntomas son los de un cuadro gripal: fiebre, malestar general, obstrucción nasal, rinorrea al principio acuosa y luego más viscosa, y disminución del olfato, generalmente transitoria. La exploración por rinoscopia anterior evidencia una marcada congestión mucosa. (González, Martínez, Pinacho & Heredia, 2019).

### Tratamiento
Es sintomático, durante una semana, que es lo que suele durar el episodio. Se utilizarán descongestionantes durante aproximadamente una semana (no abusar de los vasoconstrictores por el riesgo de rinitis medicamentosa), antiinflamatorios, analgésicos, antitérmicos. (Recomendación clase I, nivel de evidencia A). (González, Martínez, Pinacho & Heredia, 2019).

### Rinitis Vasomotora
Es el subtipo más prevalente del grupo de las rinitis no alérgica, es un diagnóstico que requiere exclusión de rinitis alérgica. También llamada rinitis idiopática o rinitis intrínseca. (Papadopoulos & Guibas, 2016).

Aparece en edades medias de la vida y la clínica es: episodios de estornudos, obstrucción nasal y rinorrea clara. Sin embargo, la etiología es distinta, se debe a una hiperfunción parasimpática y los desencadenantes son muy inespecíficos: cambios bruscos de temperatura, corrientes de aire y olores irritantes.

Esta rinitis está favorecida por fármacos como la reserpina, las alteraciones hormonales como el hipotiroidismo, el embarazo, la toma de anticonceptivos orales. Las pruebas de laboratorio son negativas. El tratamiento se basa en la supresión de irritantes, corticoides nasales y, en casos resistentes, actuación sobre el nervio vidiano (neurectomía, coagulación o criocirugía). (González, Martínez, Pinacho & Heredia, 2019).

### Rinitis Crónica Hipertrófica

La repetición sucesiva de episodios de rinitis aguda genera fenómenos inflamatorios crónicos. Estos cambios son los responsables de la obstrucción nasal, de la disminución de olfato y de la rinorrea que presentan estos pacientes. Dado el crecimiento excesivo del cornete inferior, si la clínica no mejora con medidas conservadoras hay que recurrir a la cirugía de los cornetes inferiores (reducción volumétrica mediante radiofrecuencia o ultrasonidos, turbinoplastia). (González, Martínez, Pinacho & Heredia, 2019).

### Rinitis Crónica No Alérgica Con Eosinofilia (Nares) O Intrínseca

Es una rinitis crónica (obstrucción nasal, hiposmia e hidrorrea, sin prurito nasal y sin estornudos), perenne, con abundantes eosinófilos en el exudado nasal que, sin embargo, no es de etiología alérgica. Se asocia a poliposis nasosinusal y asma. Su tratamiento se basa en el uso de corticoides tópicos. (González, Martínez, Pinacho & Heredia, 2019).

### Rinitis Por Fármacos

Pueden cursar tanto con obstrucción como con sequedad. Ciertos medicamentos de uso habitual, como la aspirina, los anticonceptivos orales, los vasoconstrictores y los β-bloqueantes, son algunos de sus ejemplos. (González, Martínez, Pinacho & Heredia, 2019).

| |
|---|
| Simpaticomiméticos |
| Pseudoefedrina |
| Anfetamina |
| Bencedrina |
| Mescalina |
| Fenilefrina |
| Efedrina |
| Fenilpropanolamina |
| Imidazolinas |
| Xilometazolina |
| Nafazolina |
| Clonidina |
| Oximetazolina |

*Tabla 2. Drogas que causan rinitis medicamentosa. (Papadopoulos & Guibas, 2016)*

**Rinitis Por Anormalidades Estructurales / Mecánicas**

El síntoma más común es sensación de congestión debido a un verdadero bloqueo de las vías respiratorias o debido a la percepción de congestión causada por una alteración del flujo de aire normal y el desarrollo de un patrón de flujo turbulento. (Papadopoulos & Guibas, 2016).

Hay varias anomalías estructurales que predisponen y provocan rinitis:
• Desviación septal, comúnmente acompañada de hipertrofia compensadora de cornetes contralateral, puede causar obstrucción nasal.
• La hipertrofia adenoidea se manifiesta típicamente con congestión nasal, respiración por la boca, habla nasal y episodios de apnea del sueño / ronquidos. Es la causa anatómica adquirida más común de obstrucción nasal en lactantes y niños.
• Atresia de coanas, un trastorno congénito poco común.
• Traumatismos nasales / objetos extraños son bastante comunes.
• Tumores nasales son comparativamente infrecuentes

*Figura 1. Rinitis alérgica. Fosa nasal izquierda. Con gran congestión nasal secundaria a hipertrofia de cornetes, con abundante rinorrea mucosa y mucosa nasal pálida.*

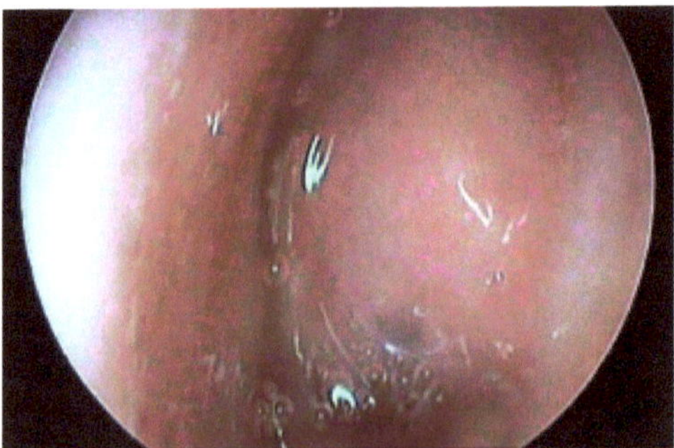

*Fuente: (Maul & Contreras, 2017).*

*Figura 2. Hiperplasia adenoídea. Visión con nasofibroscopio de la coana de la fosa nasal izquierda. El tejido adenoídeo en este caso ocupa casi el 90% de la coana.*

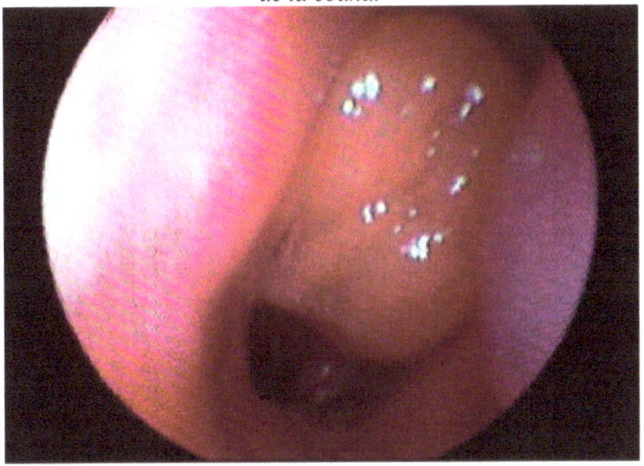

*Fuente: (Maul & Contreras, 2017).*

*FIGURA 3. Fosa nasal derecha: Gran pólipo que ocupa la totalidad de la fosa nasal.*

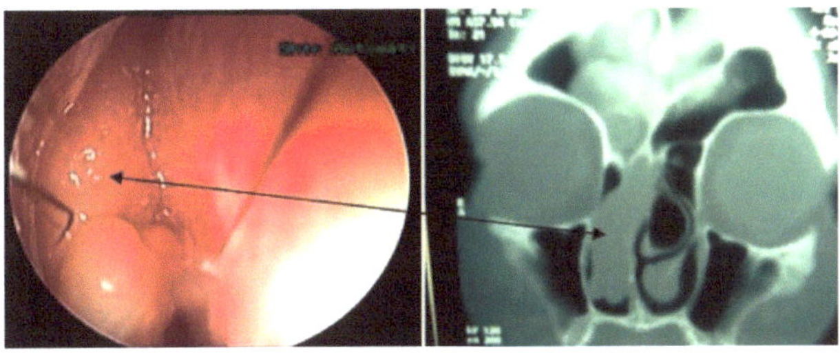

*Fuente: (Maul & Contreras, 2017).*

**Rinitis Seca Anterior**

La sequedad se manifiesta en los 2/3 anteriores de la fosa y puede estar originada por varios factores: ambientes secos, contaminación y aire acondicionado. (González, Martínez, Pinacho & Heredia, 2019).

Es frecuente ver signos de sangrado, además de lesiones costrosas, por rinoscopia anterior. Esta rinitis se trata con abundante hidratación (lavados con suero fisiológico o agua marina) y pomadas oleosas. (González, Martínez, Pinacho & Heredia, 2019).

**Ocena**

Es una rinitis crónica atrófica asociada a cacosmia. El microorganismo más frecuentemente aislado es Klebsiella ozaenae. El paciente, en general mujer de edad joven y con frecuencia de raza asiática, a pesar de la fetidez característica de las costras, no tiene percepción de la misma; es decir, existe cacosmia con anosmia del que la padece. (González, Martínez, Pinacho & Heredia, 2019).

**Enfermedades Sistémicas Que Se Asocian A Rinitis**
**Enfermedades Granulomatosas**

Poliangeítis granulomatosa (antes granulomatosis de Wegener).- Aunque a menudo el diagnóstico se establece cuando presentan clínica pulmonar o renal, la manifestación inicial más frecuente suele ser la nasosinusal (presencia de granulomas, perforación septal). (González, Martínez, Pinacho & Heredia, 2019).

**Granuloma o lesión destructiva de la línea media facial:** Se relaciona con los linfomas de células natural killer (NK). El tratamiento de elección es la quimiorradioterapia. (González, Martínez, Pinacho & Heredia, 2019).

**Rinoescleroma:** Producido por Klebsiella rhinoscleromatis, puede afectar también a la laringe. Es endémico de Centroamérica, África tropical y la India. Hay presencia histológica de células de Mikulicz (macrófagos que han fagocitado al bacilo). El tratamiento se realiza con ciprofloxacino; la cirugía se reserva para las complicaciones y la fibrosis de las fosas nasales. (González, Martínez, Pinacho & Heredia, 2019).

**Sarcoidosis:** Granulomas epitelioides no caseificantes que engrosan la mucosa nasal produciendo insuficiencia respiratoria nasal. Suele asociar clínica pulmonar. El tratamiento se lleva a cabo con corticoides e inmunosupresores (metotrexato, azatioprina). (González, Martínez, Pinacho & Heredia, 2019).

1.López, D., Mora, R., Pinacho, M., & García, L. (2019). Manual CTO de
2.Otorrinolaringología. Madrid: CTO Editorial.
3.Papadopoulos, N., & Guibas, G. (2016). Rhinitis Subtypes, Endotypes, and Definitions. Elsevier Inc.
4.American Academy of Allergy Asthma & Immunology, Rinitis - Rhinitis (Hay Fever). https://www.aaaai.org/global/spanish-materials/conditions-treatments/allergies/rhinitis
5.Lagos, V., & Winter, D. (2020). Otorrinolaringología para médicos generales.
6.Santiago de Chile: Pontificia Universidad Católica de Chile Editorial.
7.Maul, X., & Contreras, D. (2017). Atlas Virtual de Patología Otorrinolaringológica. Santiago de Chile: Pontificia Universidad Católica de Chile Editorial.
8.Mark S Dykewicz, Rhinitis Medicamentosa. Medscape Reference. Available at https://emedicine.medscape.com/article/995056-overview. Updated: Jan 02, 2018
9.Javed Sheikh, Allergic Rhinitis. Medscape Reference. Available at https://emedicine.medscape.com/article/134825-overview. Updated: Dec 26, 2018
10.Vijay R Ramakrishnan, Pharmacotherapy for Nonallergic Rhinitis. Medscape Reference. Available at https://emedicine.medscape.com/article/874171-overview. Updated: Jun 27, 2019
11.Jack M Becker, Pediatric Allergic Rhinitis. Medscape Reference. Available at https://emedicine.medscape.com/article/889259-overview. Updated: Jul 17, 2018

# CAPÍTULO 9

**Marco Antonio Bastidas Enriquez**

*Adenoiditis*

**Introducción**

La nasofaringe representa la porción más superior de la faringe, en la parte superior se encuentra limitada por la base del cráneo e inferiormente por el paladar blando, anterior por la cavidad nasal y posterior por la pared posterior de la faringe. El diámetro anteroposterior es de aproximadamente 2 cm y la altura es de aproximadamente 4 cm. La nasofaringe comunica la orofaringe con la cavidad nasal y contiene las aberturas de la trompa de Eustaquio y adenoides. (Mankowski & Bordoni, 2020, p. 1)

El contenido de la nasofaringe esta dado por la abertura de la trompa de Eustaquio que se encuentra en la pared posterolateral. El torus tubarius se encuentra inmediatamente posterior a la abertura de la trompa de Eustaquio. La fosa de Rosenmuller se localiza por encima y por detrás del torus tubarius. Las adenoides (amígdalas nasofaríngeas) se encuentran en el techo y la pared posterior de la nasofaringe. Al ser un componente del sistema de las vías aéreas superiores, la nasofaringe conecta los conductos nasales con la laringe y la tráquea, a través de la orofaringe. Los músculos intrínsecos a la nasofaringe controlan la apertura de las trompas de Eustaquio, que ayudan a controlar la ventilación y el equilibrio de la presión atmosférica entre la cavidad del oído medio y la nasofaringe. (Mankowski & Bordoni, 2020, p. 2).

Las amígdalas son agregados de tejido linfoide ubicados cerca de la entrada del tracto respiratorio y digestivo, desempeñan un papel importante en el sistema inmunológico ya que actúan como una defensa de primera línea en la respuesta inmunológica inicial a los patógenos inhalados o ingeridos. Los tejidos linfáticos ubicados en la orofaringe están compuestos por un anillo amigdalino circunferencial, conocido como anillo de Waldeyer, que consta de amígdalas palatinas (amígdalas fauciales), adenoides (amígdalas nasofaríngeas), amígdalas linguales y amígdalas tubáricas. (Masters et al., 2020, p. 1).

Las amígdalas embriológicamente son derivados de la segunda bolsa faríngea. Por lo general aparecen al cuarto o quinto mes de gestación y continúan desarrollándose con el crecimiento del, niño. Tienden a alcanzar su tamaño completo entre los 6 y 8 años de vida. Junto al tejido adenoide, las amígdalas son las más inmunológicamente activas entre los 4 y 12 años de vida. Comienzan a involucionar y atrofiarse poco después de la primera década de vida. (Masters et al., 2020, p. 2)

Al igual que todo tejido linfoide, las amígdalas juegan un papel en la inmunidad y defensa del cuerpo contra infecciones y patógenos extraños. La función inmunológica de las amígdalas es de destacar, cuando se inhalan o ingieren antígenos, las amígdalas se colocan de manera apropiada para la exposición, lo que permitirá el desarrollo de linfocinas e inmunoglobulinas. (Masters et al., 2020, p. 1).

Compuesto predominantemente de tejido linfoide de células B, una de las funciones características de las amígdalas es la inmunidad secretora de la mucosa. En la superficie de las amígdalas se puede encontrar células especializadas denominadas células M, que capturan los antígenos generados por los distintos microorganismos. Las células M después de reconocer un antígeno, activan a las células T y B en las amígdalas y de esta manera se desencadena una respuesta inmune. Las células B, cuando son estimuladas, proliferan en las áreas germinales de las amígdalas, maduran y se almacenan para una exposición repetida al mismo antígeno. Otra función de las células B es secretar IgA, un anticuerpo importante para la función inmunología del moco. (Masters et al., 2020, p. 2)

Las amígdalas comparten una estructura y función comunes con otros tejidos linfáticos ubicados dentro del tracto gastrointestinal (placas de Peyer) que controlan las poblaciones de bacterias intestinales y previenen el crecimiento excesivo. (Masters et al., 2020, p. 2).

Las adenoides, también llamadas amígdalas faríngeas o de Lushka, son una masa de tejido linfático en la nasofaringe. Son estructuras de la línea media ubicadas en el techo y la pared posterior de la nasofaringe, forman parte del anillo de Waldeyer, cuyos componentes están formados por las adenoides, amígdalas palatinas y las amígdalas linguales. Están presentes desde el séptimo mes de gestación y normalmente crecen hasta los 5 años de edad. Se puede encontrar tejido adenoide que se extiende hasta la fosa de Rosenmuller y la trompa de Eustaquio. La ubicación de la fosa de Rosenmuller se encuentra en la pared lateral de la nasofaringe, detrás del cartílago de la trompa de Eustaquio y su función inmunológica es importante. (Mnatsakanian et al., 2020, p. 1).

La arteria faríngea ascendente, arteria maxilar y la arteria facial suministran el aporte sanguíneo a las adenoides. El drenaje venoso se produce a través de las venas faríngea. La inervación se produce a través del nervio vago y el nervio glosofaríngeo. (Bowers & Shermetaro, 2020, p. 2)

La clasificación del tamaño de las adenoides se realiza en una escala de cero a cuatro: cuando las adenoides están ausentes se conoce como 0, al presentar una obstrucción de la nasofaringe de <25% equivale a 1, si la obstrucción se presenta entre el 25-50% equivale a 2, el puntaje varia a 3 cuando la obstrucción es del 50-75% y finalmente recibe un puntaje de 4 cuando la obstrucción equivale a    más del 75% de la nasofaringe. (Bowers & Shermetaro, 2020, p. 2).

La forma de las adenoides es piramidal, con el vértice de la pirámide dirigido hacia el tabique nasal y la base presente entre el techo y la pared posterior de la nasofaringe. Está compuesto por epitelio respiratorio. El tejido linfoide histológicamente se divide en cuatro lóbulos con glándulas seromucosas interpuestas por sustancia del tejido. Las adenoides, junto a las amígdalas lingual y palatina, están involucradas en el desarrollo de células B y células T. El tejido adenoide en su superficie tiene células especializadas en la captura de antígeno, las células M, las cuales captan los distintos antígenos patógenos y luego alertan a las células B subyacentes. La activación de las células B conduce a su proliferación en los centros germinales, ayudando de esta manera a producir inmunoglobulinas IgA. Gracias a este mecanismo, las adenoides ayudan en el desarrollo de la memoria inmunológica durante la niñez. (Mnatsakanian et al., 2020, p. 2). La inmunoglobulina A es un componente importante en el tracto respiratorio superior ya que se une a las bacterias y permite de esta manera suprimir su colonización. Por tal motivo se postula que la mayor susceptibilidad a una infección es probablemente causada a una reducción de inmunoglobulina A. (Belcher & Virgin, 2019, p. 6).

El tamaño de las adenoides disminuyen con la edad, por lo general se atrofian por completo en la adolescencia. (Mnatsakanian et al., 2020, p. 3). A partir de los 12-13 años de edad, este tejido comienza a involucionar, de tal forma que queda la bóveda faríngea con un aspecto liso en general o irregular en el caso de persistir algún vestigio en la edad adulta. (Jacomino et al., 2019, p. 3). Las adenoides pueden estar casi ausentes en la edad adulta, por esta razón, la adenoiditis suele ser un problema de la niñez y la adolescencia. (Bowers & Shermetaro, 2020, p. 1). La persistencia del tejido adenoide hasta la adultez es un hallazgo clínico poco común. Sin embargo, requiere investigación un proceso patológico de las adenoides, sobre todo en aquellos que presentan síntomas de obstrucción nasal. Los pacientes inmunodeprimidos, como los diagnosticados con el virus de inmunodeficiencia humana (VIH) y los receptores de trasplantes de órganos, pueden presentar hipertrofia adenoidea. Se atribuye que este hallazgo se debe a una regresión del tejido adenoide que se reprolifera en respuesta a las infecciones. (Mnatsakanian et al., 2020, p. 3).

Jacomino et al. Menciona que la adenoiditis constituye la primera puerta de defensa ante la infección. Los niños en sus primeros años están elaborando su inmunocompetencia, es por esto que estos órganos se encuentran más desarrollados que en el adulto. (Jacomino et al., 2019, p. 10).

La adenoiditis ocurre cuando hay inflamación del tejido adenoide como resultado de una infección, alergias o irritación por acción del ácido del estómago. Rara vez se da por si sola y con mayor frecuencia esta involucrada en un proceso de enfermedad mas extenso, tal es el caso de adenoamigdalitis, faringitis, rinosinusitis, etc. La irritación continua puede conducir a una hipertrofia adenoide que es responsable de muchas de las complicaciones de la enfermedad adenoidea. La adenoiditis se puede clasificar en aguda o crónica (Bowers & Shermetaro, 2020, p. 1).

Los organismos patógenos más comunes identificados en las adenoides incluyen Staphylococcus aureus, Streptococcus pneumoniae, Haemophilus influenzae y estreptococos del grupo A (Belcher & Virgin, 2019, p. 5). Muchos agentes patógenos pueden causar inflamación del tejido adenoide. Una infección viral del tracto respiratorio superior a menudo precede a la adenoiditis aguda, en este estado vulnerable, los agentes patógenos bacterianos pueden infectar los tejidos y proliferar. A partir de muestras cultivadas de adenoides se determinó los microorganismos bacterianos más comunes, siendo los siguientes: Haemophilus influenzae, Streptococcus pneumoniae, Streptococcus pyogenes y Staphylococcus aureus. La adenoiditis crónica a menudo suele ser una infección polimicrobiana, puede incluir patógenos anaeróbicos que con frecuencia resulta del desarrollo de biopelículas (Bowers & Shermetaro, 2020, p. 2).

Las alergias influyen en la adenoiditis y la posterior hipertrofia adenoidea. Los alergenos inhalados por la nariz entran en contacto con el tejido adenoide, los tejidos proliferarán para crear una respuesta a los distintos alergenos y así producir IgA. La irritación crónica por el ácido del estómago en el contexto de la enfermedad por reflujo gastroesofágico (ERGE) también desempeña un papel en la adenoiditis y la hipertrofia adenoidea, sobre todo en lactantes y preescolares (Bowers & Shermetaro, 2020, p. 3).

Al hacer referencia a la epidemiologia de esta patología, se puede mencionar que las estadísticas exactas de incidencia y prevalencia por sí solas son difíciles de dilucidas, ya que la adenoiditis generalmente se aborda en el contexto de un proceso patológico mucho mas extenso, como la rinosinusitis y la enfermedad adenoamigdalar. Debido a que el tejido adenoide se atrofia durante la pubertad, la adenoiditis suele ser una patología propia de los niños. La actual información no sugiere una predilección por el género, raza, región o clase socioeconómica en esta enfermedad, aunque se a relacionado positivamente el tabaquismo de los padres con la misma. La adenoiditis puede ser complicada de diferenciar de la sinusitis bacteriana en los infantes, por lo tanto, las estadísticas sobre sinusitis pueden ayudar a tener una idea de la frecuencia de la adenoiditis. Se estima que los niños tienen de 6-8 infecciones virales de las vías respiratorias altas al año. El 5-13% de estas infecciones virales dan como resultado una sobreinfección bacteriana, lo que lleva a sinusitis con adenoiditis como un componente potencial de la enfermedad. (Bowers & Shermetaro, 2020, p. 3).

El paciente con adenoiditis es un niño prepúber con antecedentes recientes de infección de las vías respiratorias altas. El paciente también puede tener antecedentes de otitis media aguda recurrente, obstrucción nasal crónica con respiración bucal, otitis media crónica, trastornos respiratorios del sueño, apnea obstructiva del sueño o enfermedad de reflujo gastroesofágico (Bowers & Shermetaro, 2020, p. 4).

En la fisiopatología de la adenoiditis aguda se puede mencionar que a menudo se presenta después de una infección viral del tracto respiratorio superior. Los agentes bacterianos proliferan e infectan las adenoides y el tejido circundante, lo que desencadena en inflamación y aumento de la producción de exudados. Cualquier mecanismo que provoque inflamación crónica puede provocar la proliferación de tejido linfoide y la consiguiente hipertrofia adenoide. Esta hipertrofia puede conducir a la obstrucción de las vías respiratorias nasales y la obstrucción de la trompa de Eustaquio, lo que a su vez conduce a distintos problemas como apnea obstructiva del sueño y otitis media (Bowers & Shermetaro, 2020, pp. 3–4).

**Diagnóstico Clínico**

El diagnóstico de la adenoiditis se realiza clínicamente con base en los hallazgos de una posible otitis media aguda recurrente. Puede de igual forma realizar una inspección visual de las adenoides utilizando un espejo laríngeo o un endoscopio nasal (Bowers & Shermetaro, 2020, p. 5).

Los hallazgos clínicos incluyen rinorrea purulenta, goteo posnasal, obstrucción nasal, ronquidos, fiebre, respiración bucal y halitosis. En el examen con espejo laríngeo se puede observar adenoides agrandadas con exudados, aunque considerando que los pacientes son niños, puede ser un examen muy complejo de realizar. Un examen endoscópico nasal y laríngeo puede permitir una mejor evaluación de las adenoides, sin embargo se requiere un entrenamiento avanzado del profesional de la salud, cooperación del niño y de los padres (Bowers & Shermetaro, 2020, p. 4).

La adenoiditis de larga duración con hipertrofia adenoidea posterior en la infancia puede conducir al desarrollo de lo que se conoce como facie adenoidea o síndrome de cara alargada. Las adenoides agrandadas bloquean la nasofaringe y dan lugar a una respiración bucal obligada, que puede provocar anomalías craneofaciales incluyendo el paladar arqueado alto y mandíbula retrognática (Bowers & Shermetaro, 2020, p. 5). El niño duerme mal y pasa durante el día irritado, cansado y somnoliento, la hipertrofia adenoidea al hacer que el niño respire persistentemente por la boca produce alteraciones en la anatomía del rostro y de los dientes, provocando de esta manera la característica facie adenoidea, la misma que junto con las características ya mencionadas, se puede añadir que los niños presentan dientes incisivos prominentes, agrupados, labio superior corto, orificios nasales elevados (Jacomino et al., 2019, p. 11)

Las dificultades respiratorias son mas comunes por la noche, ya que al dormir la musculatura se relaja, de esta forma aumentando la obstrucción de la vía aérea por las adenoides hipertrofiadas. Los niños que presentan adenoides grandes pueden tener pesadillas frecuentes, sueño irregular y turbulento, episodios de pausa respiratoria cortos conocidos como apnea nocturna (Jacomino et al., 2019, p. 11).

No siempre es fácil el diagnóstico de adenoiditis, ya que la sintomatología se confunde con las manifestaciones clínicas de la rinitis o rinosinusitis. En el niño, no siempre el tamaño de las adenoides está relacionado directamente con la sintomatología, es decir, pueden ser pequeñas y aún así presentar cuadros infecciosos recurrentes que afectan al oído medio y a las fosas nasales. Por lo tanto, el diagnóstico de adenoiditis es esencialmente clínico, apoyado en una detallada historia clínica, exploración y algunos estudios que se pueden realizar. El examen de la cavidad bucofaríngea se confirmará con un paladar ojival con una mala implantación dentaria, salida de mucosidad retronasal, granulaciones del mismo tejido adenoideo en la pared posterior faríngea sobre todo cuando las amígdalas palatinas se encuentran de igual forma hipertrofiadas (Jacomino et al., 2019, p. 11).

**Diagnóstico Diferencial**

| El diagnóstico diferencial incluye: |
| --- |
| Infección del tracto respiratorio superior viral<br>Sinusitis<br>Rinosinusitis<br>Poliposis nasal<br>Faringitis<br>Amigdalitis<br>Alergias estacionales / ambientales<br>Neoplasia nasofaríngea<br>Reflujo laringofaríngeo |
| Tabla 1. (Bowers & Shermetaro, 2020, p. 8) |

**Exámenes Complementarios**
**Pruebas de Laboratorio**
La prueba de estreptococos mediante cultivos tiene un propósito doble, en primer lugar, ya que permite dar un diagnóstico definitivo de la condición del paciente, de esta manera ayuda a guiar la terapéutica con antibióticos (I-A). En segundo lugar, permite tener un registro de pruebas de estreptococos tanto positivas como negativas y esto ayuda a determinar si esta indicada una posible adenoidectomia con o sin amigdalectomía. Es importante tener en cuenta que la adenoiditis continúa siendo un diagnóstico clínico, por lo que, si la prueba de estreptococos es negativa, es posible considerar que la afección se debe a un microorganismo causal distinto. (Bowers & Shermetaro, 2020, p. 5).

En los casos de infección persistente a pesar de la terapia con antibióticos, se puede optar por realizar cultivos de garganta para ayudar a identificar el agente causal y de esta manera guiar en la terapia, ya que los cultivos directos de adenoides pueden ser difíciles se realizar (I-A). (Bowers & Shermetaro, 2020, p. 6).

Si se piensa que la adenoiditis esta dada como resultado de alergias estacionales o ambientales, las pruebas cutáneas para determinar alergias son de utilidad para dirigir la terapia (Bowers & Shermetaro, 2020, p. 6)

**Valoración de la Hipertrofia Adenoidea**
Existen tres métodos para la medición objetiva del tamaño de las adenoides y su correlación clínica del paciente con el grado de hipertrofia adenoidea, siendo estos la palpación intraquirúrgica, la nasoendoscopía con laringoscopio flexible y la valoración en la Rx lateral craneofacial o de cavum (I-A). (Orbe Nájera & Melo Pérez, 2019, p. 11).

**Palpación Nasofaríngea**
Es un método que se usa poco en la actualidad, siendo útil en el caso de un posible fracaso de los métodos de imagen o de endoscopia. Es una técnica infalible para la determinación de consistencia, forma, tamaño y volumen de las adenoides, clasificándolas en grado I hasta el 25%, grado II hasta el 50%, grado III hasta el 75% y grado IV hasta el 100% (I-A). (Orbe Nájera & Melo Pérez, 2019, p. 11).

**Nasofaringoscopía Flexible**
Esta técnica permite la valoración directa de las adenoides, la fosita de Rosenmuller y la movilidad velofaríngea. Se clasifica en grado I sin tejido adenoideo obstructivo o hasta el 25%, grado II adenoides en contacto con el rodete tubárico y hasta el 50% de obstrucción, grado III adenoides en contacto con el rodete tubárico y el vómer hasta el 75% de obstrucción y finalmente grado IV cuando existe 100% de obstrucción (I-A). (Orbe Nájera & Melo Pérez, 2019, p. 11).

Valoración Radiológica
Un método simple es la evaluación radiográfica de la nasofaringe para determinar la forma, tamaño y posición de las adenoides. De acuerdo a estos parámetros se encuentran índices radiológicos para confirmar el diagnóstico y una posible indicación quirúrgica. (Jacomino et al., 2019, p. 11)

Existen varios estudios de la descripción de las relaciones radiológicas del tejido adenoideo con el tamaño de la nasofaringe. La medición objetiva de dichas relaciones fue descrita por Fujioka, quién describió el índice adenoides/nasofaringe el cual mediante dos mediciones lineales calcula el grado de obstrucción nasofaríngea, teniendo de esta manera la distancia A que es el espacio entre el borde antero inferior de la sincondrosis esfenobasioccipital y el punto de máxima convexidad de la sobra adenoidea y la distancia N que es la medida desde el borde posterior del paladar duro hasta la sincondrosis esfenobasioccipital. (I-A). El valor resultante de estas dos distancias A/N se clasifica de la siguiente manera: (Orbe Nájera & Melo Pérez, 2019, p. 12).

| Índice Fujioka |
| --- |
| Grado I |
| 0,48 hipertrofia leve de hasta el 48% |
| Grado II |
| 0,62 hipertrofia moderada de hasta el 62% |
| Grado III |
| 0,73 hipertrofia severa más del 73%* |
| *No se puede llegar a cuantificar el 100% |
| Tabla 2. (Orbe Nájera & Melo Pérez, 2019, p. 12) |

La palpación quirúrgica es el Gold Estándar, la valoración endoscópica y radiológica no han demostrado ser mejores una sobre la otra en cuanto a la valoración de la hipertrofia adenoidea (I-A). Sin embargo, se debe tener en cuenta la importancia de la radiación en los pacientes pediátricos al tomar una decisión, teniendo en cuenta que varios estudios confirman que ante la clínica clara del paciente no es necesario la utilización de estos métodos como diagnóstico, su importancia radica en su función como documento médico legal (Orbe Nájera & Melo Pérez, 2019, p. 13).

**Tomografía computarizada (TC) de los senos paranasales**
Es posible obtener radiografías de los senos paranasales o tomografía computarizada de los senos nasales para determinar un punto de infección si se sospecha clínicamente. Las radiografías laterales del cuello son una manera eficaz de evaluar la hipertrofia adenoidea como se ha mencionado anteriormente. En un paciente con hipertrofia adenoidea que ronca, para descartar apnea obstructiva del sueño se puede realizar un estudio del sueño (Bowers & Shermetaro, 2020, p. 6).

**TRATAMIENTO**
Frecuentemente la adenoiditis es vista de forma clínica como un componente de faringitis o rinosinusitis. Por tal motivo, a menudo se utilizan las guías de manejo clínico para rinosinusitis y para faringitis cuando se refiere al tratamiento de adenoiditis (Bowers & Shermetaro, 2020, p. 6).

Si la causa es posiblemente un resfriado común u otra infección viral se debe abstenerse de usar antibióticos. Por lo general, las infecciones virales de las vías respiratorias superiores sin complicaciones se resuelven en cinco a siete días (Bowers & Shermetaro, 2020, pp. 6–7).

**Tratamiento Sintomático**
Está encaminado a aliviar los síntomas que provocan la obstrucción nasal, fiebre, rinorrea o dolor. Se utiliza antiinflamatorios no esteroideos y antipiréticos, lavados nasales con agua marina o suero fisiológico, vasoconstrictores nasales, antihistamínicos, corticoides tópicos nasales: los más utilizados son la mometasona, el furoato de fluticasona y la budesonida (Jacomino et al., 2019, p. 12).

Ghafar et al. Realizó un estudio prospectivo intervencionista utilizando el aerosol nasal de furoato de mometasona en 74 pacientes niños y adolescentes con sintomatología atribuida a la hipertrofia adenoidea, así como también para reducir el tamaño de las adenoides. Evaluó los síntomas de obstrucción nasal, rinorrea, tos y ronquidos. La primera valoración la hizo a la semana 0 y la segunda a la semana 12, el método que utilizó fue un examen nasoendoscópico rígido utilizando un sistema de calificación de cuatro grados para el tamaño adenoide de 1 a 4. Los pacientes fueron tratados con spray intranasal de furoato de mometasona durante 12 semanas. Los pacientes de 7 a 11 años utilizaron 1 pulverización en cada fosa nasal al día, mientras que los pacientes de 12 a 17 años utilizaron 2 pulverizaciones en cada fosa nasal al día. Se produjeron mejoras significativas de la semana 0 a la semana 12 en cuanto a la sintomatología de los pacientes (p < 0,001). Se redujo en gran medida el tamaño de las adenoides de la semana 0 (2,89 +/- 0,87) a la semana 12 (1,88 +/- 0,83) (p < 0.001). De tal manera, el furoato de mometasona en aerosol nasal presentó resultados efectivos para mejorar los síntomas, así como para reducir el tamaño de las adenoides. Determinando que el uso de furoato de mometasona en aerosol nasal se debe considerar como opción de tratamiento antes de considerar la adenoidectomia (I-B). (Ghafar et al., 2020, pp. 147–153).

**Tratamiento farmacológico**
**Antibiótico**
Cuando se presenten datos objetivos de infección bacteriana (analítica con fórmula infecciosa, fiebre, rinorrea purulenta y dolor a nivel facial) (Jacomino et al., 2019, p. 12).

Si los síntomas persisten o la presentación clínica sugiere una etiología bacteriana, como fiebre o secreción purulenta de la nariz o garganta, el tratamiento de primera línea son los antibióticos que cubran los patógenos más comunes. La amoxicilina se considera un medicamento de primera línea debido a su amplia cobertura y tolerabilidad. Alternativamente se puede utilizar cefuroxima, sobre todo si no existe respuesta favorable a la amoxicilina. Se el paciente presenta alergia a la penicilina, las alternativas incluyen a la claritromicina o azitromicina. Un tratamiento eficaz produce mejoría en la sintomatología en 48 – 72 horas. La duración del tratamiento es de 10 días, tomando en cuenta que si el tratamiento tiene una duración más corta se produce tasas de recaída significativas y se genera resistencia a los antibióticos. Si no mejora la afección después de usar un ciclo de amoxicilina u otros agentes de primera línea, se debe prescribir amoxicilina-clavulánico para eliminar los posibles microorganismos productores de betalactamasas (1-A). (Bowers & Shermetaro, 2020, p. 7).

**Inhibidores de la bomba de protones**
Cuando se tenga sospecha de la posible presencia de reflujo gastroesofágico asociado (Jacomino et al., 2019, p. 12). El tratamiento de esta afección se lo realiza mediante la modificación del estilo de vida y la dieta con o sin uso de bloqueadores H2. Los inhibidores de la bomba de protones pueden proporcionar un alivio suficiente a la sintomatología presentada (Bowers & Shermetaro, 2020, pp. 7–8).

**Manejo de las Alergias**
Se puede utilizar vacunas para la desensibilización frente a alergenos en los casos que estén indicados (Jacomino et al., 2019, p. 12). Cuando la adenoiditis es secundaria a alergias ambientales, se puede utilizar aerosoles nasales de esteroides, esteroides orales, antihistamínicos orales o alguna posible combinación de los mismos para determinar alguna modificación en los síntomas. Si resulta ser eficaz, el paciente puede beneficiarse de una prueba de alergia formal seguida de una terapia inmunomoduladora para proporcionar un alivio definitivo (Bowers & Shermetaro, 2020, p. 7).

**Manejo Quirúrgico**
**Adenoidectomia**
El tratamiento disponible para la adenoiditis tiene éxito en la mayoría de casos, sin embargo, para aquellos con enfermedad recurrente, la adenoidectomia proporciona una solución definitiva al extirpar el tejido adenoide hipertrófico o infectado (I-A). (Bowers & Shermetaro, 2020, p. 8).

En ausencia de mejoría sintomática después del tratamiento farmacológico o si el paciente presenta múltiples episodios de adenoiditis que requiere tratamiento con antibióticos, es justificada la derivación a un otorrinolaringólogo para una evaluación adicional y valorar una posible intervención quirúrgica (I-A). Dependiendo de las características individuales, el procedimiento quirúrgico puede incluir adenoidectomia con o sin amigdalectomía o miringotomia con colocación de un tubo de timpanostomia o cirugía endoscópica de los senos nasales. Si el paciente cumple con los criterios de Paradise para la amigdalectomía, es posible también extirpar las adenoides al mismo tiempo para eliminar otra posible fuente de infecciones recurrentes (Bowers & Shermetaro, 2020, p. 8).

La adenoidectomia es uno de los procedimientos que se realizan con más frecuencia en pacientes pediátricos. Iniciado en el siglo XIX por Hans Wilhelm Meyer, ha evolucionado notablemente durante el ultimo siglo y medio, actualmente presenta una baja morbilidad asociada y un beneficio sostenido posoperatorio. Se realiza principalmente como tratamiento de la otitis media con derrame, adenoiditis crónica y apnea obstructiva del sueño en niños (Miller & Gupta, 2020, p. 1).

Este procedimiento corresponde a la extracción quirúrgica del tejido adenoideo en la nasofaringe. Cumple un doble objetivo: mecánico al eliminar la obstrucción a nivel de la faringe y biológico al eliminar el tejido alterado por la inflamación y/o infección crónica. La adenoidectomia en general se tiende a evitar antes de los 12-14 meses de edad, aunque no es una contraindicación absoluta y se debe evaluarse cada caso individualmente (Alvo V et al., 2016, p. 102).

| Indicaciones y contraindicaciones de adenoidectomia |
| --- |
| Indicaciones<br>Roncopatia con pausas o Sindrome de apnea/hipoapnea obstructiva del sueño (atribuible a hiperplasia adenoidea grado II o III)<br>Otitis media aguda recurrente<br>Adenoiditis crónica<br>Otitis media con derrame (en especial en recidivas post-tubos de ventilación)<br>Rinosinusitis aguda pediátrica recurrente o crónica |
| Contraindicaciones relativas<br>Trastornos de la coagulación<br>Fisuras palatinas y otros factores de riesgo para insuficiencia velofaríngea |
| Tabla 3. (Alvo V et al., 2016, p. 102). |

Las principales indicaciones de adenoidectomia son como tratamiento de otitis media con derrame y trastornos respiratorios obstructivos del sueño en niños. Las menos frecuentes son para el manejo de rinosinusitis, hiposmia o anosmia y ante la sospecha de malignidad adenoidea. Al referirse como indicación quirúrgica a la otitis media con derrame se debe incluir audiometría y timpanometria. En casos de trastornos respiratorios del sueño se puede utilizar polisomnografía o endoscopia del sueño para confirmar el diagnóstico clínico de ser necesario (Miller & Gupta, 2020, p. 2).

No existen contraindicaciones absolutas para la adenoidectomia, sin embargo, se debe prestar especial atención a la insuficiencia palatina. Las personas que presentan paladar hendido o paladar hendido submucoso oculto tienen un gran riesgo de desarrollar insuficiencia velofaríngea posterior a una adenoidectomia, pudiendo desencadenar en un habla hipernasal persistente y regurgitación nasal. Para este tipo de pacientes es posible realizar una adenoidectomia parcial limitada al tercio inferior de la coana. Otras contraindicaciones relativas incluyen diátesis hemorrágica importante e infección activa (Miller & Gupta, 2020, p. 2).

1.Alvo V, A., Sauvalle C, M., Sedano M, C., & Gianini V, R. (2016). Amigdalectomía y adenoidectomía: Conceptos, técnicas y recomendaciones. Revista de otorrinolaringología y cirugía de cabeza y cuello, 76(1), 99–110. https://doi.org/10.4067/S0718-48162016000100015

2.Belcher, R., & Virgin, F. (2019). The Role of the Adenoids in Pediatric Chronic Rhinosinusitis. Medical Sciences, 7(2). https://doi.org/10.3390/medsci7020035

3.Bowers, I., & Shermetaro, C. (2020). Adenoiditis. En StatPearls [Internet]. StatPearls Publishing. https://www.ncbi.nlm.nih.gov/books/NBK536931/

4.Ghafar, M. H. A., Mohamed, H., Mohammad, N. M. Y., Mohammad, Z. W., Madiadipoera, T., Wang, D. Y., & Abdullah, B. (2020). Mometasone furoate intranasal spray is effective in reducing symptoms and adenoid size in children and adolescents with adenoid hypertrophy. Acta Otorrinolaringologica (English Edition), 71(3), 147–153. https://doi.org/10.1016/j.otoeng.2019.04.002

5.Jacomino, Á. L., Hernández, R. C. T., & Pérez, A. E. (2019). Infecciones rinofaríngeas en la infancia. Revista Cubana de Otorrinolaringología y Cirugía de Cabeza y Cuello, 3(1), Article 1. http://www.revotorrino.sld.cu/index.php/otl/article/view/82

6.Mankowski, N. L., & Bordoni, B. (2020). Anatomy, Head and Neck, Nasopharynx. En StatPearls. StatPearls Publishing. http://www.ncbi.nlm.nih.gov/books/NBK557635/

7.Masters, K. G., Zezoff, D., & Lasrado, S. (2020). Anatomy, Head and Neck, Tonsils. En StatPearls [Internet]. StatPearls Publishing. https://www.ncbi.nlm.nih.gov/books/NBK539792/

8.Miller, B. J., & Gupta, G. (2020). Adenoidectomy. En StatPearls. StatPearls Publishing. http://www.ncbi.nlm.nih.gov/books/NBK535352/

9.Mnatsakanian, A., Heil, J. R., & Sharma, S. (2020). Anatomy, Head and Neck, Adenoids. En StatPearls. StatPearls Publishing. http://www.ncbi.nlm.nih.gov/books/NBK538137/

10.Orbe Nájera, F. R., & Melo Pérez, J. D. (2019). Efecto de la cirugía de amígdalas y/o adenoides en la calidad de vida relacionada al sueño en pacientes del Hospital Pediátrico Baca Ortíz de la ciudad de Quito de Agosto del 2018 a Agosto del 2019. http://repositorio.puce.edu.ec:80/xmlui/handle/22000/16769

# CAPÍTULO 10

**Nathaly Denisse Rubira Pazmiño**

*Fractura De Los Huesos Propios De La Nariz*

**Introducción**

La nariz es una estructura ubicada en la parte central y medial del macizo facial, conformada por el tabique nasal y la pirámide nasal, la cual tiene una parte móvil cartilaginosa y una fija constituida totalmente de estructuras óseas, dentro de estas estructuras óseas tenemos a las apófisis frontales de los maxilares y los huesos propios de la nariz. (L. Vatin, 2019, pág. 1)

Los huesos propios de la nariz, son estructuras óseas delgadas que se unen formando una prominencia, la cual se proyecta en la parte medial de la cara haciéndolos susceptibles en los casos de trauma facial, la perdida de la solución de continuidad de estos es debido a la fuerza provocada por un trauma facial directo, fuerza que puede ser lateral, sagital o inferior, siendo la complejidad de la fractura el resultado de la magnitud de la fuerza ejercida. (CENETEC, 2019, pág. 2)

La fractura de huesos propios de la nariz es la tercera en frecuencia de todo el cuerpo humano y la primera en el macizo facial con un 40%, es más frecuente en el sexo masculino con relación 2:1 con respecto al femenino, y es mayor en personas jóvenes de entre 16 a 20 años de edad, que en adultos mayores o niños, dentro de las causas más frecuentes podemos encontrar peleas, accidentes de tránsito, deportes, caídas desde su propia altura. (Javier Cuéllar, 2019, pág. 1)

La fractura de huesos propios de la nariz tiene consecuencias funcionales, estéticas o ambas, con un costo posterior que puede ser significativo para evitar secuelas permanentes, es por esta razón que su diagnóstico y posterior tratamiento deben ser oportuno.

**Diagnostico Clinico**

Antes de iniciar el examen otorrinolaringológico, debemos estar seguros de que el paciente se encuentra estable y no existan otras lesiones que puedan comprometer su vida, posteriormente es fundamental iniciar realizando la anamnesis al paciente, tanto sobre la naturaleza del trauma, como de los antecedentes del paciente. (Arias, 2017, pág. 4)

**Anamnesis**

Con respecto al trauma debemos indagar:
- Fecha del incidente
- Etiología del trauma: pelea, accidente de tránsito, deporte, etc.
- Fuerza y eje del trauma ejercido

Estos datos nos ayudaran a estimar la extensión de la lesión existente.

Con respecto a los antecedentes personales del paciente debemos indagar:
- Antecedentes previos al trauma: patologías nasales no traumáticas (rinitis, sinusitis, etc.), fracturas previas, permeabilidad de las fosas nasales, desviaciones o desplazamientos existentes (si es posible se puede pedir foto del estado anterior de la nariz)
- Antecedentes del momento del trauma: epistaxis, rinoliquia, estado de conciencia.
- Signos y síntomas posteriores al trauma: Anosmia, dolor, deformidad estética, persistencia de epistaxis, disfunción visual o motora. (Iris Azaria García Callejas, 2017, págs. 26,27)

**Examen Físico**

Después de conocer lo ocurrido en el momento del trauma facial, debemos continuar con el examen físico, es imprescindible realizarlo mediante tres importantes pasos:

**Inspección Visual**
- Existencia de epistaxis unilateral o bilateral: al ser una estructura mayormente irrigada, en la fractura nasal es uno de los signos encontrados con mayor frecuencia. En ausencia de epistaxis es poco probable una fractura nasal, sin embargo no se debe descartarlo completamente.
- Edema y tumefacción facial.
- Hundimiento o desviación: Deben ser valoradas las paredes como también el dorso nasal, es importante la comparación con las estructuras antes del trauma.
- Heridas cutáneas
- Rinoliquia: Indica compromiso de otras estructuras óseas (estructuras naso-orbitales-etmoidales) con la necesidad de valoración por otras especialidades (neurología) para descartar posibles complicaciones.

**Palpación**

Se realiza la maniobra cuadridigital, la cual consiste en colocar los dedos pulgar e índice de una mano, el explorador sostiene la raíz de la pirámide nasal (unión entre huesos propios de la nariz y hueso frontal), simultáneamente con los mismos dedos de la mano opuesta se intenta desplazar en sentido lateral de la pirámide ósea, esto generara sensibilidad importante en el paciente acompañado de dolor, debemos buscar escalones óseos y crepitantes al tacto.

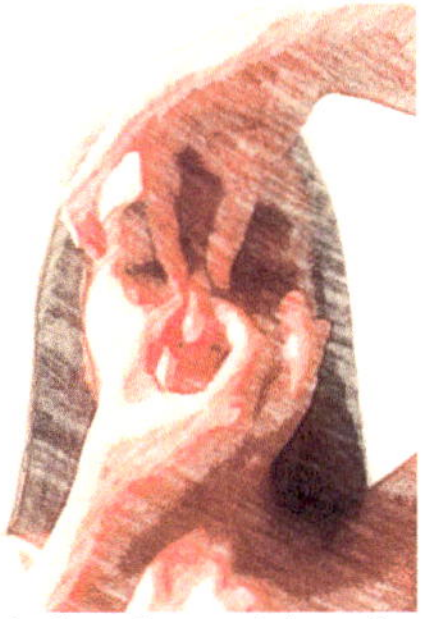

*Figura 1: Maniobra cuadridigital para el diagnóstico fracturas de huesos propios de la nariz*

**Rinoscopia:** previo a realizar la rinoscopia anterior, para obtener una mejor visualización.

• Descongestionar la mucosa nasal, colocando en spray o hisopos hidrocloruro de fenilefrina y u oximetazolina 25%.
• Retirar los coágulos generados por epistaxis deglutida o hematomas y laceraciones en mucosa por medio de irrigaciones con solución salina.

Durante la exploración física debemos visualizar:
• Tabique nasal: presencia de desviaciones, luxaciones, perforaciones
• Rinoliquia: salida de líquido trasparente por una sola fosa nasal.
• Hematomas en tabique: presencia de masa que al tocarse durante el examen no opone resistencia.

Durante el examen físico debemos identificar manifestaciones clínicas que nos indicarían un proceso con más estructuras involucradas y que pueden tener complicaciones importantes, por lo que se debe indicar exámenes complementarios y solicitar evaluación por otros especialistas, algunos de estos signos son:

• Equimosis peri orbitaria, crepitantes en borde orbitario: indicaría fractura de cigomático
• Anosmia, nariz en silla de montar: indicaría fractura de lámina perpendicular de etmoides
• Disfunción ocular y oculomotora
• Anosmia
• Déficits dentales o sensitivos faciales. (Iris Azaria García Callejas, 2017, págs. 28,29)

**Examenes Complementarios**
El diagnóstico de fractura de huesos propios de la nariz debe ser clínico, pero en ocasiones se requieren algunos estudios complementarios.

**Radiografía Simple de Huesos Propios de la Nariz**
Tiene baja sensibilidad y especificidad, el uso de este examen es casi exclusivo como constancia médico legal. En este estudio se puede comprobar la existencia de fractura (con falsos negativos en el 25% de los casos), no es posible confirmar lesión con cartílagos o desviación de tabique. (Koca CF, 2015, pág. 2)

**Tomografía Computarizada**
Recomendada en casos de lesiones óseas amplias y sospecha de fractura etmoidal, del arco cigomático o de la lámina cribosa además de daño en tejidos blandos contiguos, como son los pacientes que han sufrido politraumatismos, o presentaron pérdida de conciencia, alteraciones visuales, rinoliquia. (Koca CF, 2015, pág. 3)

**Ecografía**
Es un estudio recomendado en niños, presenta mejor sensibilidad y especificidad para detectar fracturas óseas, y es el más adecuado para

diagnosticar lesiones cartilaginosas, lamentablemente es operador dependiente, y no todos los profesionales pueden realizarlo ni interpretarlo. (Koca CF, 2015, pág. 3)

**Tratamiento**
El objetivo del tratamiento de las fracturas de huesos propios de la nariz es el de mantener la permeabilidad adecuada de vía aérea y buena estética. (Alexander Lanigan, 2017, pág. 3)

Dentro de las opciones que tenemos, podemos dividirlas en 2 grupos, tratamiento no quirúrgico y quirúrgico.

**Tratamiento No Quirúrgico**
Después de que se ha constatado el buen estado general del paciente, y la permeabilidad de la vía aérea, debemos evaluar distintos escenarios, como son:

**Epistaxis**
Si además de la fractura de huesos propios existe epistaxis concomitante, lo primordial es detener la hemorragia, y dejar en segundo plano la corrección de la fractura.(I-A) (Dra. Natalia Verónica Medina Correas, 2020, págs. 6,7)

**Taponamiento Nasal Anterior**
Se debe iniciar con un taponamiento anterior, para esto debemos aplicar anestésico tópico en la mucosa nasal y orofaringea, este anestésico puede ser lidocaína , pantocaína, etc. en spray; posteriormente tomar un algodón o gasa de aproximadamente 10 centímetros, el cual previamente hemos colocado algún vasoconstrictor, como fenilefrina al 0,25% (II-A) e introducirla en forma de acordeón, procurando llenar toda la fosa nasal e ir colocándola lo más posterior posible, iniciando de abajo hacia arriba, en el caso de no poder usar vasoconstrictores, por la falta de los mismos o contraindicaciones de su uso (pacientes con hipertensión arterial sistémica) se recomienda como alternativa el uso de agua oxigenada al 50%, posterior a la colocación, esperaremos un tiempo de dos a cinco minutos, procedemos a retirar y re explorar la cavidad nasal.(III-A) (Dra. Natalia Verónica Medina Correas, 2020, pág. 7)

**Taponamiento Nasal Posterior**

En caso de que la epistaxis no ceda debemos pensar que la epistaxis sea de origen posterior y proceder a colocar un taponamiento posterior; este procedimiento debe realizarlo una persona con la experiencia necesaria en este procedimiento, es preferible la realización del mismo por un especialista. (I-A) (Dra. Natalia Verónica Medina Correas, 2020, pág. 8)

Se debe explicar la situación al paciente, y los procedimientos a realizar, ya que este procedimiento es doloroso.

Para realizar el taponamiento posterior, utilizaremos una sonda Foley, podemos usar sondas 10F (siendo la más pequeña), 12F o en algunos casos 14 F, antes de escoger alguna de estas sondas, debemos analizar las fosas nasales y coanas del paciente y tomar en cuenta que estas se encuentra con un proceso de edema e inflamación en la zona.

Después de escoger la sonda Foley a utilizar, se debe lubricar  la sonda previamente antes de insertarla hacia la nasofaringe por una de las fosas nasales, esta debe ser introducida hasta visualizar la punta de la misma por detrás, en la úvula. (Fernando Serrano Almeida, 2015)

Cuando ya está en esta ubicación, inflamos el balón con 5 a 10cc de solución salina, por último, traccionamos la sonda hacia adelante, hasta que esta quede detenida por las coanas. (I-A)

El taponamiento nasal anterior y posterior se complementa para lograr una hemostasia completa y en el caso de las fracturas nasales sirven como soporte interno para evitar desplazamiento de fragmentos óseos. (Iris Azaria García Callejas, 2017, pág. 31)

**Antibioticoterapia**

El uso de antibioticoterapia como profilaxis es controversial, pero en el caso de fracturas abiertas y expuestas o al conocer que el medio del trauma puede dar origen a un proceso infeccioso, debemos iniciar con antibioticoterapia, teniendo a las cefalosporinas como elección inicial.(II-A)

Podemos utilizar alguno de estos esquemas:

• Cefalotina 500 mg a 2 gramos cada 6 horas, vía intravenosa
• Cefuroxima: 750 mg a 1.5 gr cada 8 horas, vía intravenosa
• Ciprofloxacino 250 a 750 mg cada 12 horas, vía intravenosa (CENETEC, 2019, pág. 4)

En el caso de sensibilidad a los betalactámicos se sugiere
• Amikacina 15mg/Kg/día, vía intravenosa, dividida en 2 dosis (dosis máxima : 1g por día) (Iris Azaria García Callejas, 2017, pág. 4)

Este régimen antibiótico debe administrarse de 3 a 5 días.(II-A)

**Reducción de Fractura**
El tipo de reducción de la fractura dependerá fundamentalmente de su tiempo de evolución. Se puede realizar la reducción de fracturas de huesos propios de nariz con hasta 72 horas de evolución, con mayor facilidad en fracturas nasales de menos de 6 horas con mínimo edema se realiza reducción urgente. (Iris Azaria García Callejas, 2017, pág. 31)

**Reducción Cerrada de la Fractura Nasal**
Para la reducción de los huesos propios de la nariz, se debe colocar al paciente sentado, en un asiento con respaldar alto, en el que pueda reposar su cabeza durante el procedimiento, se colocara campos estériles en las superficies cercanas y se realizara la asepsia y antisepsia de la zona. (III-A) Conjuntamente alistaremos el equipo necesario.

Lo primero es realizar un bloqueo anestésico, para lo que utilizamos una inyección con 2 ml de lidocaína al 1% sin adrenalina. (I-A) La que debemos colocar regionalmente en 4 puntos:
• Nasopalatino
• Nasal interno
• Nasal externo
• Infraorbitario (igual en ambos lados) (Iris Azaria García Callejas, 2017, pág. 32)

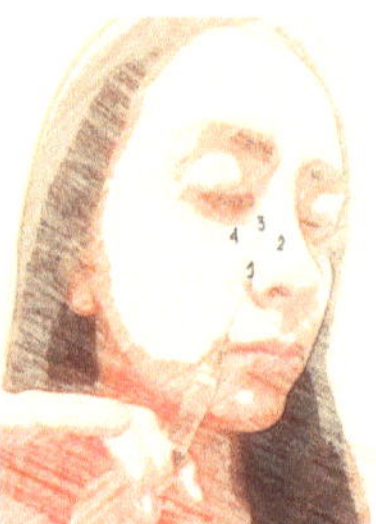

*Figura 2: Sitios para bloqueo anestésico*

El proceso anestésico se completa con la aplicación de anestesia local, aplicando un taponamiento anterior empapado en lidocaína.

Posteriormente con una mano, con los dedo pulgar e índice, se debe mantener sujeto la base de la pirámide nasal (unión entre huesos propios de la nariz y hueso frontal) y con la otra se introducirá la pinza de Walsham por la fosa nasal con el fin de desimpactar fragmentos óseos que hayan quedado hundidos (I-A). (L. Vatin, 2019, pág. 8) (Fernando Serrano Almeida, 2015, pág. 49)

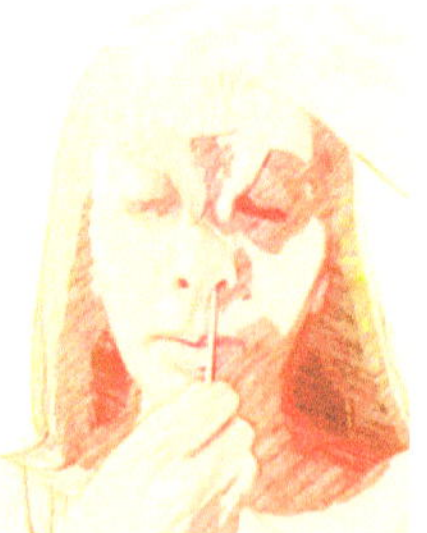

*Figura 3: Levantamiento incruento de fractura de huesos propios nasales*

En algunos casos, cuando las fracturas son simples y presentan un leve desplazamiento, es suficiente con aplicar fuerza con los dedos en dirección lateral y opuesta para obtener la reducción adecuada.

La reducción de la fractura por sí sola no es suficiente, se debe realizar taponamiento nasal anterior, que, como se revisó anteriormente servirá para evitar desplazamientos óseos posteriores, realizándolo de igual manera a la técnica explicada en la resolución de epistaxis. (CENETEC, 2019, pág. 7)

Además del taponamiento nasal anterior, se debe realizar un ferulamiento externo, el cual permitirá mantener los fragmentos alineados, disminuirá la formación de edema y provee mayos estabilización a la fractura, este se lo realiza de la siguiente manera:
- Colocación de tiras rectangulares de esparadrapo en la pirámide nasal
- Colocar de 6 a 8 capas de venda de yeso por encima de esparadrapo o a su vez una placa metálica.
- Por último, colocamos una gasa seca entre la nariz y el labio superior, por la salida de sangre, la cual debe ser cambiada al menos 4 veces al día. (Koca CF, 2015, pág. 5)

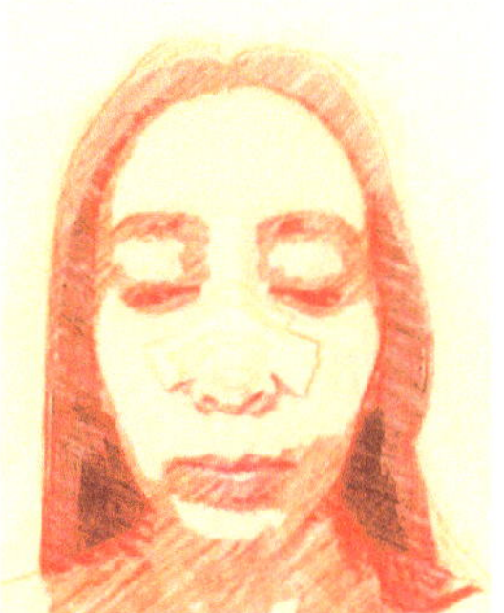

*Figura 4: Ferulamiento externo con esparadrapo*

## Abordaje Quirúrgico Abierto

En algunos casos no es posible la reducción cerrada de las fracturas, por lo que se debe realizar un abordaje quirúrgico, este procedimiento es recomendable cuando hay fracturas asociadas a las de los huesos propios de la nariz, como el tabique nasal con su desviación, o en casos de desviación lateral mayor al 50%.(I-A) (Iris Azaria García Callejas, 2017, pág. 29)

## Cuidados Posteriores

Se debe prescribir medicación analgésica y antiinflamatoria, a dosis habituales, los cual se elegirán en base a las características individuales de los pacientes.

El paciente deberá evitar la manipulación de la nariz, además de dormir con la cabeza elevada. (CENETEC, 2019, pág. 5)

## Control y Seguimiento

Todo paciente que haya sufrido fractura de huesos propios de la nariz debe mantenerse en vigilancia, se debe citar al paciente al cumplir los 5 días de haberse realizado la reducción cerrada, en esta cita se retirara el taponamiento nasal anterior, 2 días después se debe citar con el médico especialista para el retiro de la férula de yeso y colocar una nueva férula de micropore.

El paciente debe reevaluarse cada 2 semanas hasta que se considere el alta. (Arias, 2017, pág. 4)

## Consolidación de fractura de huesos propios de la nariz

Se estima que las fracturas simples de huesos propios de la nariz se consolidan en un tiempo aproximado de un mes, si la fractura presento alguna complicación con más estructuras óseas comprometidas la consolidación puede tardar de 6 meses hasta 1 año. (Arias, 2017, pág. 6)

## Complicaciones

En las citas de control debemos estar expectantes de la aparición de posibles complicaciones, las cuales pueden ser estéticas o funcionales, las mismas deben ser resueltas con brevedad para evitar secuelas permanentes, algunas de estas serían:

• Deformidad de la nariz
• Hematoma en tabique nasal (el que debería ser drenado de manera urgente)
• Perforación septal (nariz en silla de montar)
• Desviación septal
• Dificultad para respirar
• Secreción nasal permanente
• Hiposmia o anosmia (Iris Azaria García Callejas, 2017, pág. 32)

1.Alexander Lanigan, M. (2017). The Nasal Fracture Algorithm: A Case for Protocol-Driven Management to Optimize Care and Resident Work Hours. Otolaryngology–Head and Neck Surgery, 1-3. DOI: 10.1177/0194599816688179 https://pubmed.ncbi.nlm.nih.gov/28118548/

2.Arias, K. N. (2017). Fractura Nasal. Revista Medica Costa Rica Centroamericana LXXII, 110. https://www.medigraphic.com/pdfs/revmedcoscen/rmc-2015/ rmc152j.pdf

3.CENETEC. (2019). Prevención, Diagnóstico y Prevención, Diagnóstico y Tratamiento de las Fracturas de los Huesos Nasales. GUIA DE REFERENCIA, 2. ISBN 978-607-8290-08-6   http://www.imss.gob.mx/sites/all/statics/guiasclinicas/ 317GRR.pdf

4.Dra. Natalia Verónica Medina Correas, D. M. (2020). Epistaxis: abordaje inicial en el servicio de emergencias. Revista Médica Sinergia. https://doi.org/10.31434/ rms.v5i5.369   https://revistamedicasinergia.com/index.php/rms/article/view/ 369/819

5.Fernando Serrano Almeida, E. S. (2015). Manual de Urgencias y Emergencias Otorrinolaringológicas. Quito: Ecuaoffset.

6.Iris Azaria García Callejas, V. D. (2017). MANEJO MÉDICO DE LAS FRACTURAS NASALES. Revista de Facultad medica de Facultad de Medicina de Universidad Autonoma de Honduras, 24-34. www.researchgate.net/ p    u    b    l    i    c    a    t    i    o    n    / 333614719_MANEJO_MEDICO_DE_LAS_FRACTURAS_NASALES

7.Javier Cuéllar, M. C. (2019). Epidemiología del trauma maxilofacial, tratado quirúrgicamente en el Hospital de Urgencia Asistencia Pública: 3 años de revisión. Revista de Cirugia , 530-535. doi:10.35687/s2452-45492019006393 https://www.revistacirugia.cl/index.php/revistacirugia/article/view/393

8.Koca CF, K. A. (2015). Management of nasal Fractures. HSOA Journal of Emergency Medicine Trauma and Surgical Care, 1-10.   DOI: 10.24966/ ETS-8798/100007   http://www.heraldopenaccess.us/openaccess/management-of-nasal-fractures

9.L. Vatin, J.-B. M. (2019). Fracturas Nasales. Elsevier, 1-11. https:// www.sciencedirect.com/science/article/pii/S1632347519419814?via%3Dihub

# CAPÍTULO 11

**Ana Cristina Chiliquinga Carvajal**

## *Epistaxis*

**Introducción**

La epistaxis es el sangrado proveniente de los vasos sanguíneos de las fosas nasales o de la nasofaringe, y que se hace evidente hacia el exterior a través de las narinas o de la boca. (Marrugo & Beltrán, 2015; Tunkel et al., 2020).

Es uno de los principales motivos de consulta en los servicios de atención primaria y de emergencia de todo el mundo, constituyendo el 0.3 - 0,5% de todas las atenciones de los servicios de urgencias y una tercera parte de las emergencias en el ámbito de la otorrinolaringología. (Alshehri et al., 2018; Tabassom & Cho, 2019; Tunkel et al., 2020). Alrededor del 60% de la población experimentará, en algún momento de su vida, al menos un episodio de epistaxis. Por fortuna, la mayoría de episodios son autolimitados y menos del 10% requerirá atención médica; mientras que una pequeña parte serán casos recurrentes, de mayor gravedad y de difícil tratamiento. (Tunkel et al., 2020)

La epistaxis es ligeramente más frecuente en varones que en mujeres y se presenta sobre todo en dos grupos de edad; en menores de 10 años y entre los 45 y 65 años de edad; siendo habituales las visitas a los servicios de emergencia conforme la edad aumenta. (Torres Muros et al., 2015). Además, parece ser que tiene una distribución estacional, pues se ha reportado una mayor incidencia en los meses de verano, lo cual puede explicarse por una mayor exposición a climas que ayuden a resecar la mucosa nasal y hacerla más propensa a posibles hemorragias. (Chaaban et al., 2017)

Se ha reportado que los sangrados nasales recurrentes y graves afectan de forma negativa a la calidad de vida de los pacientes y familiares. En un estudio publicado en la Revista Internacional de Otorrinolaringología Pediátrica en el año 2014, se evaluó el impacto de la epistaxis recurrente en la calidad de vida de los padres de varios niños a través de un cuestionario validado de índice de estrés parental, obteniendo como resultado que casi la tercera parte de los niños y casi el 45% de los padres mostraron niveles de estrés elevados. (Davies et al., 2014; Tunkel et al., 2020)

**Clasificación**

Según la ubicación del vaso sangrante, la epistaxis se divide en anterior

(90%) y posterior (10%); la epistaxis anterior (la más frecuente) tiene su origen en una zona con abundante irrigación, de mucosa delgada y propensa a traumatismos, llamada plexo de Kiesselbach o área de Little; en donde se anastomosan algunas ramas de la arteria carótida interna (arteria etmoidal anterior y posterior) y externa (arteria esfenopalatina, palatina mayor y labial superior). (Medina et al., 2020; Tabassom & Cho, 2019)

Por otro lado, las zonas laterales y posteriores del tabique nasal están irrigadas sobre todo por la arteria esfenopalatina y ramas de la arteria maxilar, dando lugar a las epistaxis posteriores; las cuales ocurren con menor frecuencia, pero tienen mayor probabilidad de requerir atención médica, reaparición de sangrado y por tanto de procedimientos terapéuticos invasivos. Las epistaxis superiores suelen deberse al sangrado de las arterias etmoidales o sus ramas. (Medina et al., 2020; Tabassom & Cho, 2019)

**Etiología**
Las causas de la epistaxis son varias, sin embargo, lo más frecuente es que sea idiopática. (Torres Muros et al., 2015). En la tabla número 1 se resumen las principales causas de la epistaxis. Para fines prácticos, se ha dividido a las causas en locales y sistémicas.

Dentro de las causas locales, se incluye a las traumáticas, ya sea por manipulación digital, por cuerpo extraño (ambos muy frecuentes en niños) o por trauma facial. Cabe recalcar que la epistaxis por cuerpo extraño suele ser unilateral, y típicamente acompañada de rinorrea purulenta y de mal olor. De igual forma, cualquier estado inflamatorio o infeccioso de las fosas nasales puede producir hiperemia de la mucosa nasal y por ende epistaxis. Existen otras causas locales que pueden desencadenar hemorragias nasales; dentro de ellas están las neoplasias (benignas y malignas), las anomalías vasculares (congénitas o adquiridas), deformaciones septales (acompañadas de una entrada turbulenta de aire y secando la mucosa nasal con mayor facilidad), el uso de medicamentos intranasales (descongestionantes), el consumo de drogas (cocaína), y causas iatrogénicas como las cirugías otorrinolaringológicas o procedimientos como la colocación de una sonda nasogástrica. (Chacón Martínez et al., 2015; Torres Muros et al., 2015)

Las causas sistémicas de la epistaxis incluyen; las hematológicas (coagulopatías, trombocitopenias, disfunción plaquetaria, alteraciones de los factores de la coagulación), el uso de anticoagulantes y antiagregantes plaquetarios, algunos factores hormonales y niveles elevados de estrógenos (menstruación, pubertad y embarazo; debido a un aumento de la vascularización de las mucosas nasales), la presencia de enfermedades hepáticas y renales, así como de enfermedades cardiovasculares (ateroesclerosis, posiblemente hipertensión arterial). (Krulewitz & Fix, 2019; Medina et al., 2020; Torres Muros et al., 2015).

Clásicamente, se ha asumido la relación entre la epistaxis y la hipertensión arterial. No obstante, en la literatura lo que se documenta es una asociación, mas no su relación causal, para lo cual se necesitaría la realización de más estudios. (Min et al., 2017)

*Tabla 1. Etiología de la Epistaxis: Causas Locales y Sistémicas.*

| Locales | Sistémicas |
|---|---|
| Idiopática<br>Traumas<br>   -Manipulación digital<br>   -Cuerpo extraño<br>   -Trauma facial<br>Infecciosas e inflamatorias<br>Neoplasias<br>   -Angiofibroma juvenil<br>   -Carcinoma espinocelular<br>Anomalías vasculares<br>   -Telangiectasia hemorrágica<br>   hereditaria (THH)<br>   -Granulomatosis de Wegener<br>Alteraciones anatómicas<br>   -Desviación del tabique nasal<br>Uso de medicamentos o drogas<br>intranasales<br>Iatrogénicas<br>   -Cirugías<br>   otorrinolaringológicas<br>   -Cirugías maxilofaciales<br>   -Colocación y uso de sonda<br>   nasogástrica | Hematológicas<br>   -Coagulopatías (hemofilia)<br>   -Trombocitopenia (aplasia medular, púrpuras,<br>   hiperesplenismo, etcétera)<br>   -Disfunción plaquetaria (enfermedad de Von<br>   Willebrand)<br>   -Alteraciones de los factores de coagulación<br>Ambientales<br>   -Temperatura<br>   -Humedad<br>   -Altitud<br>Medicamentosas<br>   -Anticoagulantes (heparina, warfarina)<br>   -Antiagregantes (acido acetil salicílico,<br>   clopidogrel)<br>Factores hormonales<br>   -Menstruación<br>   -Pubertad<br>   -Embarazo<br>Falla orgánica<br>   -Hepática (cirrosis)<br>   -Renal<br>Otras<br>   -Ateroesclerosis<br>   -¿Hipertensión arterial ? |

*Fuente: (Chacón Martínez et al., 2015; Torres Muros et al., 2015)*

**Diagnóstico**

En cualquier nivel de atención, lo primordial en la valoración inicial de la epistaxis será estimar el grado de compromiso cardio-respiratorio a través de la evaluación primaria "ABC". Es importante identificar alteraciones a nivel de la vía aérea y la respiración, ya que ésta puede llegar a obstruirse cuando el sangrado es abundante y constante; sobre todo en epistaxis posteriores. El estado hemodinámico del paciente puede estar comprometido si la hemorragia nasal es profusa y no se ha logrado controlar rápidamente. (Medina et al., 2020; Torres Muros et al., 2015)

**Historia Clínica**

Si no existe compromiso a nivel de vía aérea o de la circulación, se debe elaborar una historia clínica dirigida con el objetivo de identificar la causa subyacente de la epistaxis y así realizar un adecuado control de la hemorragia nasal. (Medina et al., 2020)

Es importante investigar antecedentes patológicos personales, quirúrgicos y familiares que puedan orientar a la causa de la epistaxis, por ejemplo; enfermedades hepáticas, renales, cardiovasculares, alteraciones de la coagulación congénitas o hereditarias y procedimientos de la vía aérea o maxilofaciales. De igual forma, siempre se debe indagar sobre el uso de medicamentos que pudieran desencadenar o relacionarse con los episodios de epistaxis; como anticoagulantes, antiagregantes plaquetarios, soluciones intranasales, así como el consumo de drogas intranasales tipo cocaína. (Medina et al., 2020; Torres Muros et al., 2015)

**Examen Físico**

Como se mencionó anteriormente, es prioridad buscar síntomas y signos de compromiso hemodinámico o respiratorio (hipotensión o hipertensión, ortostatismo, diaforesis, piel fría, cianosis, taquipnea, desaturación, taquicardia o bradicardia, alteración del estado de conciencia, etcétera), con el fin de determinar la severidad de la epistaxis (leve o grave) y evitar complicaciones sistémicas. Una vez realizada la evaluación inicial, y si no existen signos de inestabilidad, se procede a una revisión sistemática en búsqueda de signos que orienten una posible causa del sangrado nasal, tales como; petequias, hematomas, púrpura, encías sangrantes, hemartrosis, hematemesis, hematoquecia, melenas, rinorrea unilateral y fétida, mucosas nasales secas y/o pálidas, uñas con estigmas de sangrado (puede orientar a una manipulación digital, sobre todo en niños y jóvenes). (Medina et al., 2020; Torres Muros et al., 2015)

Es vital averiguar las características del sangrado, es decir; la forma de presentación, el tiempo de evolución, la lateralidad, los desencadenantes, agravantes, el volumen estimado y los síntomas acompañantes del sangrado. Generalmente, las epistaxis anteriores suelen ser unilaterales, de sangrado escaso a moderado, fáciles de controlar e incluso de resolución espontánea, con visualización del punto sangrante durante la evaluación. Por otro lado, las epistaxis posteriores, frecuentes en adultos mayores con comorbilidades, suelen ser abundantes, bilaterales, de difícil control y localización, sin poder identificar el sitio de la hemorragia de forma clara. (Torres Muros et al., 2015; Tunkel et al., 2020)

Para realizar un adecuado examen físico, es fundamental contar con un rinoscopio y una fuente de luz como parte del equipo diagnóstico en todo centro de atención primaria de salud. El paciente debe estar en una posición de olfateo, en sedestación, con una ligera inclinación hacia adelante del tronco y con la boca abierta; con el fin de proteger la vía aérea, evitar broncoaspiraciones y promover la salida de coágulos por la boca. Previamente, hay que procurar que las fosas nasales estén libres de coágulos y mucosidades que no permitan una buena visualización durante la rinoscopia, los cuales se pueden retirar con pinzas del equipo diagnóstico de otorrinolaringología o mediante una ligera aspiración de las fosas nasales, de adelante hacia atrás, procurando siempre mantener un buen control visual para evitar lesiones. Se debe también examinar la orofaringe, y observar si se produce caída de sangre o la presencia de algún coágulo en el cavum, los cuales son hallazgos que sugieren un origen posterior de la epistaxis. (Torres Muros et al., 2015; Womack et al., 2018)

**Exámenes Complementarios**
El diagnóstico etiológico de la epistaxis es fundamentalmente clínico, por tal motivo no se recomienda la realización de tiempos de coagulación de forma rutinaria a todos los pacientes con epistaxis, ya que tiene poco valor

diagnóstico y aumenta los costos de atención sanitaria. Se puede considerar realizar una biometría hemática con recuento de plaquetas y tiempos de coagulación (tiempo de protrombina y tiempo de tromboplastina parcial) en pacientes con sospecha de enfermedad hematológica, sangrados recurrentes, refractarios al tratamiento médico, con antecedentes familiares de epistaxis o que usen medicamentos anticoagulantes (nivel de evidencia II, grado de recomendación C). En este tipo de pacientes, los exámenes de laboratorio pueden complementar y guiar de mejor manera el diagnóstico etiológico, así como identificar la necesidad de referir al siguiente nivel de atención, ya sea al especialista en Otorrinolaringología o en Hematología. (Awan et al., 2008; Tunkel et al., 2020). En casos de epistaxis con criterios de severidad (compromiso hemodinámico, sangrado con una duración mayor a 30 minutos en 24 horas, antecedente de hospitalización o transfusión por la misma causa), se re comienda realizar una tipificación del grupo sanguíneo por la posibilidad de necesitar transfusión sanguínea (nivel de evidencia III, grado de recomendación C). (Williams, 2017; Womack et al., 2018)

En general, los estudios de gabinete en atención primaria de salud, no se recomiendan, ya que no aportan información importante para el proceso diagnóstico y terapéutico. Los estudios de imagen son de utilidad cuando hay una alta sospecha de patología anatómica o estructural (traumas faciales, desviación del tabique nasal, pólipos nasales, etcétera) y serán solicitados tras la evaluación por médicos especialistas (nivel de evidencia III, grado de recomendación B). (Tunkel et al., 2020)

**Diagnóstico Diferencial**
El diagnóstico diferencial se debe realizar con procesos que cursen con hemorragias que no tengan origen en los vasos sanguíneos de las fosas nasales, pero que se exteriorizan a través de éstas últimas; por ejemplo hemorragias digestivas altas, erosión de várices esofágicas, hemorragias pulmonares, etcétera. De ahí la importancia de realizar un examen físico exhaustivo y sobre todo, una adecuada rinoscopia en búsqueda de un posible vaso sangrante. (Torres Muros et al., 2015)

**Tratamiento**
**Tratamiento Médico**
El principal objetivo del tratamiento de la epistaxis es lograr hemostasia y

por lo tanto controlar el sangrado. El manejo debe ser escalonado, en un inicio con maniobras conservadoras, hasta llegar progresivamente a medidas más elaboradas según sea necesario; éstas últimas deben ser llevadas a cabo por especialistas con experiencia y en un nivel de atención de mayor resolución. (Medina et al., 2020). En este capítulo se pondrá énfasis en el tratamiento a ser realizado en atención primaria de salud, así como los criterios para referir a un paciente al especialista.

El manejo inicial de la epistaxis incluye las medidas de reanimación y estabilización en caso de ser necesario, la conocida compresión nasal, el uso de medicamentos intranasales con función vasoconstrictora, la cauterización y el empaquetamiento nasal. (Tunkel et al., 2020)

**Compresión Digital**
Una vez que se ha logrado estabilizar y tranquilizar al paciente (aseguramiento de vía aérea y administración de fluidos vía intravenosa), se debe realizar la primera maniobra de control básica que es la compresión digital de la nariz. Es el procedimiento más básico y costo efectivo a realizarse ante una epistaxis, sobre todo en las anteriores y de escaso volumen. Se trata de realizar una compresión del tercio distal de la nariz durante unos 5 minutos o más, utilizando el índice y el pulgar a manera de pinza. También puede ser de ayuda la colocación previa de medicamentos vasoconstrictores y anestésicos (agua oxigenada, oximetazolina, adrenalina, lidocaína en spray, etcétera), ya sea en spray o impregnados en un algodón, con el fin de disminuir la hemorragia y la sensibilidad de la mucosa. Además, mientras se realiza esta maniobra de compresión, se puede obtener la anamnesis y el historial del paciente, lo cual es de suma importancia para llegar al diagnóstico etiológico. (Medina et al., 2020; Tunkel et al., 2020; Womack et al., 2018)

**Taponamiento Nasal**
**Taponamiento Nasal Anterior**
Si a pesar de realizar la compresión nasal, el sangrado continúa, se recomienda realizar un taponamiento nasal anterior, que consiste en colocar un material (reabsorbible o no) dentro de toda la extensión de las fosas nasales, consiguiendo un taponamiento de los tres cuartos anteriores  de la

cavidades nasales. (Chacón Martínez et al., 2015; Tunkel et al., 2020)

Existen diversos materiales que puede utilizarse para realizar un taponamiento nasal; éstos pueden ser reabsorbibles o no reabsorbibles, y su uso dependerá del tipo y volumen de epistaxis. Dentro de los materiales reabsorbibles podemos encontrar esponjas de poliuretano, gelatina, carboximetilcelulosa, ácido hialurónico, entre otros. Estos están indicados en pacientes con sangrados escasos y anteriores, debido a que este tipo de material cuando se satura deja de realizar su función de absorción; por lo tanto, ante sangrados abundantes podría no ser efectivo. También se recomiendan en pacientes con antecedentes de coagulopatías o consumo de anticoagulantes y antiplaquetarios, con el fin de evitar un sangrado al retirar el material colocado. Por otro lado, los materiales que no se reabsorben tras su colocación se recomiendan en epistaxis abundantes, éstos incluyen: mechas de gasa no adherente, gasa vaselinada y sonda Foley. (Chacón Martínez et al., 2015; Medina et al., 2020; Tunkel et al., 2020)

Para su realización, se necesita un equipo básico de otorrinolaringología, que incluya una fuente de luz, espéculo nasal, bayoneta, succionador y aplicación previa de anestésico tópico. El material a utilizarse, se introduce en forma de acordeón con ayuda de la bayoneta, realizando movimientos de abajo hacia arriba, de adelante hacia atrás, de tal forma que se llene la mayor parte posible de la fosa nasal. En el caso de materiales auto expandibles como el Merocel®, se coloca la mecha dentro de la fosa nasal y se expande con la humidificación. (Medina et al., 2020; Tunkel et al., 2020)

Se sugiere que el taponamiento nasal sea bilateral para obtener mayor compresión y control del sangrado, pero no mayor a 72 horas para evitar complicaciones posteriores (isquemia, necrosis, infección). Algunos autores recomiendan el uso sistemático de antibióticos tópicos para evitar infecciones asociadas con el uso prolongado del taponamiento, sin embargo, el nivel de evidencia es muy bajo hasta el momento. (Chacón Martínez et al., 2015; Pérez & Rada, 2016)

**Taponamiento Nasal Posterior**
El taponamiento nasal posterior se realiza cuando no se logra visualizar el

punto sangrante, ni controlar la hemorragia con las maniobras anteriores y, por lo tanto, se sospecha de una epistaxis posterior. Este procedimiento debe ser realizado por un especialista, debido a su mayor complejidad en relación al taponamiento anterior, y por el riesgo de complicaciones; además, es un procedimiento molestoso y doloroso para el paciente, a pesar de la colocación de anestesia local; e incluso amerita hospitalización para monitorización clínica durante al menos las primeras 72 horas. (Medina et al., 2020; Tunkel et al., 2020)

Para su colocación, se utiliza una sonda Foley lubricada (de 10, 12 o 14 French), la cual se introduce a través de la fosa nasal hasta llegar a la nasofaringe; posteriormente se infla el balón con 5 a 10 mililitros de solución salina al 0.9% o agua estéril, tras lo cual se tracciona para fijarla a nivel de la coana posterior. Finalmente, se completa el procedimiento con un taponamiento anterior, con el material indicado dependiendo del paciente. (Medina et al., 2020; Tunkel et al., 2020)

**Cauterización**
En caso de que el sangrado persista y sea abundante, a pesar de realizar las maniobras antes descritas, se recomienda realizar cauterización del o los vasos sangrantes como siguiente paso dentro del tratamiento de elección de primera línea; siempre y cuando se logre localizar el sitio del sangrado y ésta sea anterior. (Medina et al., 2020; Tunkel et al., 2020)

Clásicamente, se ha recomendado al taponamiento como el segundo procedimiento a llevar a cabo tras la compresión nasal, sin embargo, actualmente existe evidencia y nivel de recomendación fuerte para tener en cuenta a la cauterización como segundo paso en una epistaxis anterior, ya que presenta menor recurrencia y complicaciones en relación al taponamiento nasal prolongado. (Medina et al., 2020; Tunkel et al., 2020)

La cauterización consiste en "quemar" o coagular vasos sanguíneos o tejidos nasales, ya sea por medios químicos o eléctricos. En primer lugar, se debe identificar claramente el sitio del sangrado mediante rinoscopia anterior, utilizando el método descrito en el apartado de examen físico. Posteriormente, se coloca algún anestésico tópico en la zona a cauterizar, puede ser lidocaína o tetracaína. (Chacón Martínez et al., 2015; Medina et al., 2020)

Existen tres tipos de cauterización según el material utilizado para el mismo; químicos (nitrato de plata, cloruro de zinc glicerinado, solución de ácido tricloroacético o de ácido crómico), eléctricos (electrocauterio mono o bipolar) y fotocoagulación (láser YAG o KTP, rara vez empleada). La cauterización eléctrica es preferible en términos de costo y eficacia en relación a la cauterización química, sin embargo, a nivel de atención primaria se utiliza la cauterización química ya que no se dispone del equipo de electrocauterio con facilidad y, además, es necesario desarrollar experticia para su realización. (Chacón Martínez et al., 2015; Torres Muros et al., 2015; Tunkel et al., 2020)

La cauterización se lleva a cabo mediante pequeños toques de aproximadamente 30 segundos de duración con la punta del nitrato de plata sobre la mucosa nasal, realizando movimientos circulares alrededor del sitio del sangrado activo. Es importante que sea un procedimiento rápido, unilateral y en una pequeña zona de mucosa nasal, para evitar una de las principales complicaciones de este tipo de procedimiento, que es la necrosis con la consecuente perforación septal. (Medina et al., 2020; Torres Muros et al., 2015)

En primer nivel de atención, el personal de salud, debe estar capacitado y familiarizado con este tipo de procedimientos con el fin de ofrecer soluciones eficaces a los cuadros de epistaxis, así como evitar complicaciones relacionadas con la cauterización. (Medina et al., 2020)

**Complicaciones**
Como se mencionó anteriormente, la manipulación de las fosas nasales y la realización de estos procedimientos pueden dar lugar a algunas complicaciones como: obstrucción de la vía aérea, lesión de la mucosa nasal, desarrollo de adherencias nasales, perforación del tabique nasal, infecciones, etcétera. Por tal motivo, es imperativo que el profesional de salud esté capacitado para la realización de cada uno de estos procedimientos y, en caso de no tener la destreza necesaria, derivar de manera oportuna al especialista. (Medina et al., 2020)

*Tabla 2. Tratamiento de la Epistaxis en Atención Primaria de Salud: Grados de Recomendación y Niveles de Evidencia.*

| Procedimiento terapéutico | Nivel de Evidencia / Grado de recomendación | Referencia |
|---|---|---|
| Compresión nasal digital | III, C | Tunkel et al., 2020; Womack et al., 2018 |
| Taponamiento nasal | IIb, C | Tunkel et al., 2020; |
| Cauterización | C | Tunkel et al., 2020; |
| Ligadura y/o embolización arterial | I, C | Tunkel et al., 2020 |

*Fuente: (Tunkel et al., 2020)*

**Tratamiento Quirúrgico**

Una pequeña parte de pacientes con epistaxis recurrentes y que no responden a tratamiento conservador, necesitará un tratamiento invasivo, ya sea mediante ligadura arterial selectiva, cauterización endoscópica, embolización endovascular o septoplastia; todos ellos llevados a cabo en niveles de atención superiores y por especialistas experimentados. Este tipo de procedimientos quirúrgicos tienen una tasa de éxito mayor al 90% en el caso de epistaxis posteriores. (Chacón Martínez et al., 2015; Tunkel et al., 2020)

**Prevención**

Es de vital importancia informar a los pacientes y a sus cuidadores sobre las medidas para prevenir episodios subsiguientes de epistaxis, las maniobras a llevar a cabo en el hogar en caso de nuevos eventos (hidratación de la mucosa nasal, evitar manipulación de fosas nasales, compresión nasal digital, taponamiento vestibular), y la identificación de signos que indiquen la necesidad de buscar atención médica (sangrado que no cede con medidas conservadoras en casa, recurrencia, síntomas de inestabilidad hemodinámica o respiratoria, etcétera). (Tunkel et al., 2020)

1.Alshehri, F., Alluwaim, F., & Alyahya, K. (2018). Teachers ' Awareness Regarding Emergency Management of Epistaxis inside the School ; Alahssa , Saudi Arabia. Journal of Preventive Medicine, 8, 44–55. https://doi.org/10.4236/ojpm.2018.82005

2.Awan, M. S., Iqbal, M., & Imam, S. Z. (2008). Epistaxis: When are coagulation studies justified? Emergency Medicine Journal, 25(3), 156–157. https://doi.org/10.1136/emj.2006.038828

3.Chaaban, M. R., Zhang, D., Resto, V., & Goodwin, J. S. (2017). Demographic, Seasonal, and Geographic Differences in Emergency Department Visits for Epistaxis. Otolaryngology - Head and Neck Surgery (United States), 156(1), 81–86. https://doi.org/10.1177/0194599816667295

4.Chacón Martínez, J., Morales Puebla, J. M., & Padilla Parrado, M. (2015). Libro virtual de formación en ORL. In Libro virtual de formación en ORL (Sociedad E, pp. 1–18). https://seorl.net/PDF/Nariz y senos paranasales/050 - EPISTAXIS Y CUERPOS EXTRAÑOS NASALES.pdf

5.Davies, K., Batra, K., Mehanna, R., & Keogh, I. (2014). Pediatric epistaxis: Epidemiology, management & impact on quality of life. International Journal of Pediatric Otorhinolaryngology, 78(8), 1294–1297. https://doi.org/10.1016/j.ijporl.2014.05.013

6.Krulewitz, N. A., & Fix, M. L. (2019). Epistaxis. Emergency Medicine Clinics of North America, 37(1), 29–39. https://doi.org/10.1016/j.emc.2018.09.005

7.Marrugo, G., & Beltrán, P. (2015). Manejo y evaluación de la epistaxis en pediatría. Acta de Otorrinolaringología & Cirugía de Cabeza y Cuello, 43, 58–63. http://revistaacorl.org/index.php/acorl/article/view/17/8

8.Medina, N., Fung, M., & Quesada, C. (2020). Epistaxis: abordaje inicial en el servicio de emergencias. Revista Médica Sinergia, 5, 1–11. https://revistamedicasinergia.com/index.php/rms/article/view/369/819

9.Min, H. J., Kang, H., Choi, G. J., & Kim, K. S. (2017). Association between Hypertension and Epistaxis: Systematic Review and Meta-analysis. Otolaryngology - Head and Neck Surgery (United States), 157(6), 921–927. https://doi.org/10.1177/0194599817721445

10.Pérez, F., & Rada, G. (2016). Is antibiotic prophylaxis in nasal packing for anterior epistaxis needed? Medwave, 16(Suppl 1), e6357. https://doi.org/10.5867/medwave.2015.6357

11.Tabassom, A., & Cho, J. J. (2019). Epistaxis (Nose Bleed). In StatPearls. StatPearls Publishing. http://www.ncbi.nlm.nih.gov/pubmed/28613768

12.Torres Muros, B., Lazarich Valdes, A., Becerra Vicaria, J., Fernández Ruiz, E., Buforn Galiana, A., & Morell Jiménez, V. (2015). Epistaxis. http://www.medynet.com/usuarios/jraguilar/Manual de urgencias y Emergencias/epistaxi.pdf

13.Tunkel, D. E., Anne, S., Payne, S. C., Ishman, S. L., Rosenfeld, R. M., Abramson, P. J., Alikhaani, J. D., Benoit, M. M., Bercovitz, R. S., Brown, M. D., Chernobilsky, B., Feldstein, D. A., Hackell, J. M., Holbrook, E. H., Holdsworth, S. M., Lin, K. W., Lind, M. M., Poetker, D. M., Riley, C. A., & Schneider, J. S. (2020). Clinical Practice Guideline : Nosebleed (Epistaxis). American Academy of Otolaryngology - Head and Neck Surgery Foundation, 162, 1–38. https://doi.org/10.1177/0194599819890327

14. Williams, R. (2017). Epistaxis 2016: national audit of management. The Journal of Laryngology & Otology, 131(12), 1131–1141. https://doi.org/10.1017/S002221511700202X

15. Womack, J. P., Kropa, J., & Stabile, M. J. (2018). Epistaxis: Outpatient Management. In American Family Physician (Vol. 98, Issue 4). www.aafp.org/afp.

# CAPÍTULO 12

**Ramiro Daniel Navarrete Velasco**

## Amigdalitis y Faringitis Aguda y Recurrente

**Introducción**

La odinofagia (dolor de garganta) a causa de faringitis o amigdalitis llega a ser uno de los motivos más frecuentes por el cual el paciente acude a la sala de emergencias o a la consulta general, la mayoría llega ya automedicada antibióticos y analgesia con consecuencias negativas, como el aumento de resistencias bacterianas y la aparición de efectos secundarios, además de un mayor costo. Siendo su etiología variable lo más frecuente es la etiología viral y entre la principal causa bacteriana tenemos a el Streptococcus Pyogenes o Estreptococo B hemolítico del grupo A (EBHGA)

Las estrategias para el diagnóstico y el tratamiento se dirigen a la identificación de aquellos pacientes que requieren tratamiento antibiótico específico, tratando de minimizar el uso innecesario de estos agentes.

**Faringitis Agudas y Recurrentes**

La faringitis se define como el proceso inflamatorio de la mucosa y estructuras subyacentes generalmente a causa de un proceso infeccioso, el síntoma cardinal lo representa el dolor faríngeo, pero no debe utilizarse como único criterio. La faringitis aguda es un diagnóstico sobreutilizado, empleado muchas veces en el resfriado común por la visualización de una faringe congestiva, por lo que es necesario tener evidencia objetiva de inflamación ya sea mediante la presencia de ulceración, eritema o exudado. (Brú, 2017) (Antonio, 2014)

Se plantea que la aparición de episodios de Infecciones respiratorias agudas (IRA) en niños pequeños, es independiente de la clase socio económica, pero si modifica su gravedad y el mayor riesgo de adquirir neumonía y morir en el curso de una IRA

Los niños al nacer presentan una protección que le brinda la madre por la IgG materna que atraviesa la placenta la cual disminuye entre los 3 y 5 meses. Al año de edad la IgA alcanza solo el 20 % del valor que alcanzan los adultos, mientras la IgM tiene los mismos valores que en la adultez. (Álvarez Castelló, 2008)

La Sociedad Chilena de Pediatría, destaca que el anillo linfático de Waldeyer, constituido por las amígdalas palatinas o amígdalas, las amígdalas faríngeas o adenoides, las amígdalas peritubarias, las amígdalas linguales y todo el resto de tejido linfático que se encuentra en la faringe, tiene un importante papel inmunológico, con actividad linfocitaria de defensa.

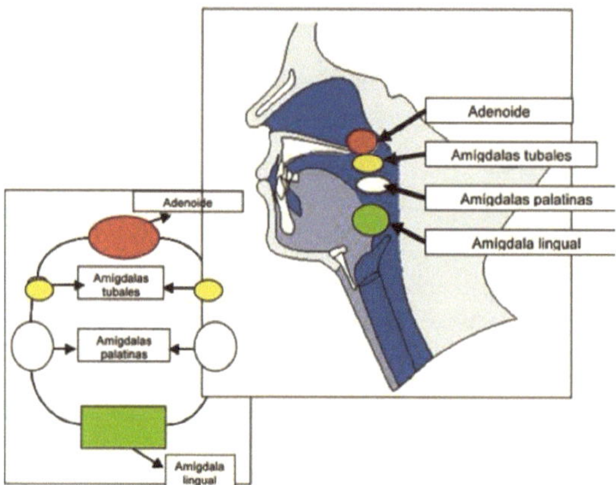


*Fig.1 Anillo Linfático De Waldeyer. Imagen descargada de: http://
adm.meducatium.com.ar/contenido/articulos/8000240033_564/figuras/
f-2.jpg*

Gracias a estudios e investigaciones se puso en evidencia la producción de inmunoglobulinas por las amígdalas (IgA, IgM, IgG, IgE e IgD). Las adenoides, al tener epitelio respiratorio producen IgA secretora, importante como barrera de defensa del organismo. Es importante recordar que la etapa de mayor crecimiento de este tejido es entre los 3 y 6 años de edad, pero a pesar de esto se ven excepciones y se ha observado un aumento en los lactantes con tejido adenoide hiperplásico obstructivo, al igual que en los adolescentes, cosa no frecuente, ya que hacia la pubertad este tejido entra en una etapa de regresión. (Álvarez Castelló, 2008)

**Etiología**

Los virus son la causa más frecuente de faringitis en niños. La prevalencia de determinado agente etiológico depende de factores como el estado inmunológico del paciente, edad, estación del año. En niños previamente sanos, más del 90% de las faringitis tiene etiología viral incluyen a agentes como Adenovirus, Virus Sincitial Respiratorio, Virus Influenza A y B, Virus Parainfluenza 1, 2 y 3, Vi- rus Epstein Barr, Enterovirus. La causa bacteriana más importante de faringoamigdalitis es el S. pyogenes o estreptococo beta hemolítico del grupo A. (ELISABET, 2001) (Amoedo & Rosanova, 2017)

Aunque la mayoría de las faringitis son de etiología viral, la prescripción de antibiótico es una práctica habitual. Para saber si la faringitis es de origen viral el médico debe tomar en cuenta, en primer lugar, la edad del paciente. La faringitis en un niño menor de 3 años usualmente no es de origen estreptocócico, la causa más común son los adenovirus. (Matas, Méndez, Rodrigo , & Vicente , 2008) (Álvarez Castelló, 2008)

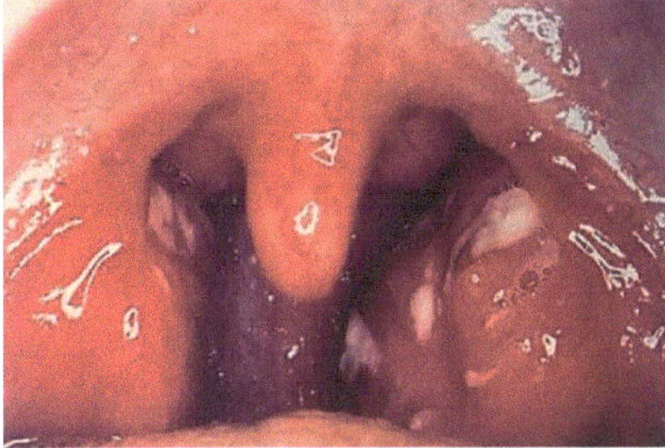

*Fig.2 Faringitis estreptocócica.   CITATION Jde17 \l 12298 (Brú, 2017)*

**Clínica**

Estudios de sensibilidad y especificidad sugieren que el diagnóstico basado sólo en la clínica es erróneo hasta en un 50%. La precisión de la evaluación clínica aumenta al aplicar escalas diagnósticas. La más utilizada es la elaborada por Centor y colaboradores y perfeccionada recientemente por McIsaac y colaboradores. (Irurzuna, González, Recondoa, & Urtasun, 2005)

La fiebre faringoconjuntival es una de las expresiones clínicas de faringitis por adenovirus, especialmente del tipo 3, que asocia marcada hiperemia faríngea con conjuntivitis no purulenta.

Es frecuente la palpación de adenopatía preauricular. La fiebre puede durar hasta 7 días y la conjuntivitis hasta 14.

La herpangina es una infección por enterovirus coxsackie se caracteriza por la aparición de vesículas de 1-2 mm que posteriormente se ulceran, que se circunscriben a la faringe posterior sin rebasar los pilares anteriores amigdalinos, con lo que hacemos el diagnóstico diferencial con la infección herpética.

La fiebre faringonodular, también causada por coxsackie, se caracteriza por pequeños nódulos, no ulcerativos, de color blanco o amarillento, que tienen la misma distribución que la herpangina, pero es mucho menos frecuente.

La mononucleosis infecciosa cursa con amigdalitis exudativa. En ocasiones, la hipertrofia amigdalar es tan severa que causa obstrucción respiratoria y requiere de corticoides e incluso de cirugía. Puede observarse edema preesternal o periorbital. Las adenopatías son muy marcadas y puede palparse esplenomegalia. (Pérez, Pavez, Rodríguez, & Cofre, 2019)

La faringitis bacteriana tiene su principal causa al EBHGA. El principal factor de virulencia es la proteína M de superficie, que dificulta la opsonofagocitosis, tiene un periodo de incubación de 2-5 días y un inicio brusco, con fiebre alta, frecuentemente superior a 39ºC, y mal estar general. Dentro de las complicaciones tenemos las supurativas como la otitis media y la adenitis cervical relativamente frecuentes. La celulitis es más rara. La septicemia es excepcional. Las complicaciones no supurativas son la fiebre reumática y la aparición de glomerulonefritis postestreptocócica la cual no está influenciada por el uso de antibiótico. (Brú, 2017)

*Tabla 1. Diferencias entre faringitis viral y bacteriana.*

| Caracteristicas | VIRAL | BACTERIANA |
|---|---|---|
| **Edad** | <4 y >45 años | 5-15 años |
| **Estación del año** | Todo el año | Invierno y primavera |
| **Sintomatología** | Progresivo, Febrícula, odinofagia leve, Tos, congestión nasal, disfonía | Brusco, Fiebre, odinofagia, Cefalea, mialgias, dolor abdominal |
| **Examen físico** | Eritema y exudado no purulento | Exudado purulento faringeo/ amigdalar |

*Tabla 2. Criterios de Mclsaac*

| Criterios | Puntos |
|---|---|
| **Fiebre (>38°C)** | 1 |
| **Hipertrofia o exudado amigdalino** | 1 |
| **Adenopatia laterocervical anterior dolorosa** | 1 |
| **Ausencia de tos** | 1 |
| **Edad:** <br> **3-14 anos** <br> **>15 anos** | 1 <br> 0 |

**Pruebas Diagnósticas de Confirmación Etiológica**

Se debe tener en cuenta que la administración de antibióticos consigue la erradicación en 24 h del estreptococo B hemolítico del grupo A, por lo tanto, invalidarán los resultados obtenidos en el cultivo y, probablemente, en la detección de antígeno.

El cultivo de exudado faringeo presenta una sensibilidad del 90% y especificidad entre 95 y 99% el principal inconveniente es que toma entre 24 a 48 horas para obtener el resultado. Debe obtenerse la muestra rotando el escobillón en la pared posterior de la faringe y en las amígdalas idealmente la zona más hiperémica, pero sin exudado. (Matas, Méndez, Rodrigo , & Vicente , 2008)

La detección rápida del antígeno estreptocócico se realiza a partir del exudado faríngeo mediante (ELISA), los resultados están disponibles entre 30 y 60 minutos, con una especificidad entre 95 y 98% pero una sensibilidad entre 50 y 80%. Un resultado negativo no excluye la infección y la clínica puede obligar a realizar un cultivo faríngeo. (Gascon-Rubio & Alonso-Alonso, 2016)

**Faringitis Recurrente**
Se define como la aparición de 3 casos de faringitis documentada por S. pyogenes en 6 meses o 4 en un año, ó como un nuevo episodio en un período inferior a 1 mes de un cuadro tratado correctamente con antibióticos.

Desde el punto de vista práctico, la implementación de un programa para el manejo de la faringitis aguda consistente en la aplicación de un protocolo clínico con control logró una mejoría significativa, aunque parece más fácil en la mayoría de los centros la realización de una prueba de detección antigénica rápida que la realización de un cultivo, aunque las pruebas de detección antigénica rápidas pueden tener una sensibilidad variable, múltiples estudios han comprobado la utilidad de estas pruebas hasta el punto de considerar innecesario el cultivo en los casos negativos. (Matas, Méndez, Rodrigo , & Vicente , 2008) (Irurzuna, González, Recondoa, & Urtasun, 2005) (Amoedo & Rosanova, 2017)

**Tratamiento**
Se basa en el reposo, ingesta adecuada de líquidos y drogas antipiréticas, educar a los pacientes respecto a la naturaleza autolimitada de las faringitis virales y los peligros del uso indiscriminado de antibióticos tanto para el paciente como para la comunidad. (Bisno, 2001)

La penicilina sigue siendo el tratamiento de primera elección, puesto que su actividad frente EBHGA es universal. La penicilina V, sal potásica de la fenoximetilpenicilina, es el tratamiento de primera elección, puesto que su actividad frente EBHGA es universal. La penicilina V, sal potásica de la

fenoximetilpenicilina, es el tratamiento más recomendable en Pediatría. (Amoedo & Rosanova, 2017) (Álvarez Castelló, 2008)
    •En niños de menos de 27 kg: 250 mg cada 12 horas durante 10 días.
    •En niños de más de 27 kg: 500 mg cada 12 horas durante 10 días
    La penicilina benzatina es dolorosa, pero sigue siendo en muchos casos la primera elección.
    • Niños de menos de 27 kg: 600.000UI. IM dosis única.
    • Niños de más de 27 kg: 1.200.000UI. IM dosis única.

En niños que no acepten la penicilina V, la mejor opción es la amoxicilina:
    • 50 mg/kg/día en 3 dosis, durante 10 días.

En niños alérgicos a la penicilina, debe utilizarse un macrólido.

En faringitis recurrentes luego del tratamiento adecuado de 10 días con penicilina oral. Entre ellos los recomendados son: clindamicina o rifampicina (que se indicarían en los últimos 4 días asociados a la penicilina) cefalosporinas o macrólidos. (Amoedo & Rosanova, 2017)

La clindamicina 30 mg/kg/día (VO), cada 8 horas durante 10 días, ha demostrado una menor tasa de recurrencia de enfermedad en comparación a retratamientos con penicilina durante un período de seguimiento de al menos 3 meses. (Amoedo & Rosanova, 2017).

**Amigdalitis Agudas y Recurrentes**
Se define como amigdalitis a la inflamación de las amígdalas palatinas debido a infecciones (virales o bacterianas); generalmente se presenta con exudado amigdalino y/o adenopatías cervicales. En la práctica clínica el proceso inflamatorio de las amígdalas o de las adenoides suele involucrar a todo el anillo de Waldeyer, para lo cual se utiliza el término de Adenoamigdalitis. (Hernández & Reyes Milan, 2014)

Se consideran factores de riesgo para presentar infecciones de vías respiratorias altas, la privación de la lactancia materna, la desnutrición, el hacinamiento, la mala ventilación, la asistencia a círculo infantil, la exposición intradomiciliaria al humo de tabaco, las cifras que aportan la

OMS son alarmantes, se estima que alrededor de 700 millones de niños en el mundo respiran aire contaminado por humo de tabaco en el hogar y en los lugares públicos. (Álvarez Castelló, 2008)

Dentro del cuadro de complicaciones La íntima conexión del anillo de Waldeyer hacia estructuras vecinas, oído y nariz, condicionan que la hiperplasia, inflamación e infección recurrente de amígdalas y adenoides, causen disfunción de la trompa de Eustaquio, otitis media, rinosinusitis recurrente, bronquitis, cambios en el crecimiento facial y apnea obstructiva del sueño.

## Clínica

La amigdalitis se manifiesta por presentar algunos de los siguientes hallazgos: odinofagia, cefalea, mal estar general, temperatura oral de al menos 38.3 °C, adenopatía cervical dolorosa >2 cm, exudado amigdalino o cultivo positivo a Streptococcus ß-hemolítico del grupo A, e indudablemente la hipertrofia amigdalina.

## Clasificación del grado de hipertrofia amigdalina

Grado 1: Menor de 25% de la luz faríngea, no sobrepasa pilar posterior.
Grado 2: Hipertrofia entre 25 y 50% de la luz faríngea, hasta el pilar posterior o lo sobrepasa levemente.
Grado 3: Hipertrofia amigdalina entre 50 a 75% de la luz faríngea, sobrepasa pilar posterior.
Grado 4: Se contactan en la línea media. (Hernández & Reyes Milan, 2014)

## Amigdalitis Recurrentes

Se definen como amigdalitis recurrentes:
- Siete o más episodios de amigdalitis aguda al año en el último año o,
- Cinco episodios al año en los últimos dos años o,
- Tres episodios al año en los últimos tres años.
- Síntomas persistentes durante al menos 1 año.

Cada episodio debe cumplir, al menos, uno de los siguientes criterios:
- Exudado purulento sobre las amígdalas.
- Fiebre superior a 38oC.
- Linfadenopatias cervicales anteriores.

• Cultivo faringeo positivo para EBHGA.

No obstante, recordemos que cada caso debe ser evaluado de manera particular valorando factores especiales sobre todo en la población infantil:

• Los episodios de amigdalitis son incapacitantes

e impiden el desarrollo normal de las actividades del niño.

• Tratamiento adecuado en cada episodio.

• Los episodios de amigdalitis trastornan la vida familiar y laboral de los padres.

• La curva de crecimiento del niño se estanca sin otra razón que lo explique.

**Tratamiento**

Estudios prospectivos y ensayos clínicos revisados de las bases de datos Medline, Embase y Cochranes Database. En él se concluye que la Vitamina C se puede recomendar en población canadiense para la prevención del resfriado común, en población pediátrica con repetitivos procesos infecciosos de las vías respiratorias, los resultados sugieren que la suplementación profiláctica con betaglucanos y Vitamina C podría ser beneficiosa, particularmente en niños con patrón recurrente y factores de riesgo específicos. (Gascon-Rubio & Alonso-Alonso, 2016)

La Sociedad Española de Otorrinolaringología y Patología Cervicofacial y la Asociación Española de Pediatría realizaron una actualización de las indicaciones de amigdalectomía: Amigdalitis a repetición, Absceso periamigdalino recurrente, Adenitis cervical recurrente.

El antibiótico en el tratamiento de la amigdalitis en pacientes pediátricos sigue siendo la penicilina como primera elección, en el adulto incluye la amigdalectomía, Aunque se considera a las penicilinas como tratamiento de primera elección para las infecciones por Streptococcus ß-hemolítico, se debe considerar la poca penetración intraamigdalina.

Las cefalosporinas de 1ª generación tienen buena penetración y alcanzan concentraciones superiores a la Concentración Mínima Inhibitoria en el tejido amigdalino. Los macrólidos tienen excelente penetración y concentración, aunque su tolerancia gástrica los limita en su uso.

1.Álvarez Castelló, M. C. (11 de 7 de 2008). Infecciones respiratorias altas recurrentes. Algunas consideraciones. Obtenido de http://scielo.sld.cu/scielo.php?script=sci_arttext&pid=S0864-21252008000100011&lng=es&tlng=es.

2.Amoedo, D., & Rosanova, M. T. (2017). Faringitis recurrente. Medicina Infantil, XXIV(4), 377 - 379. Recuperado el 8 de 2020, de http://www.medicinainfantil.org.ar

3.Antonio, M. C. (2014). Faringitis aguda. (R. R. Cabello, Ed.) Manual de infecciones del aparato respiratorio, 1. Obtenido de https://www.google.com/url?sa=t&rct=j&q=&esrc=s&source=web&cd=&ved=2ahUKEwjDhIig4cTrAhXhqlkKHQ_aAMkQFjAAegQIBRAB&url=https%3A%2F%2Fliomont.com.mx%2Fwp-content%2Fuploads%2F2018%2F08%2FManualdeInfeccionesdelAparatoRespiratorioLiomont.pdf&usg=AOvVaw1TS3pD1yx

4.Bisno. (2001). Faringitis aguda. THE NEW ENGLAND JOURNAL OF MEDICINE, 205-211. Obtenido de THE NEW ENGLAND JOURNAL OF MEDICINE: https://www.academia.edu/11579908/Faringoamigdalitis

5.Brú, J. d. (9 de 2017). Infecciones de vías respiratorias altas-1:. Pediatria Integral, XXI(6), 385-393. Obtenido de www.sepeap.org

6.ELISABET, F. (2001). Faringitis y amigdalitis. Tratamiento etiológico y sintomático. Offarm, 20(10), 71-78.

7.Gascon-Rubio, M. C., & Alonso-Alonso, A. J. (15 de 1 de 2016). ACTUALIZACIÓN DEL TRATAMIENTO DE LA FARINGOAMIGDALITIS RECURRENTE DEL ADULTO. REVISION. Revista Otorrinolaringologia, 23 - 34. doi:http://dx.doi.org/10.14201/orl201671.13531

8.Hernández, J. F., & Reyes Milan, M. (2014). Adenoiditis, Amigdalitis y Adenoamigdalitis. Manual de infecciones del aparato respiratorio, 1, 92-96. Recuperado el 8 de 2020, de https://www.google.com/url?sa=t&rct=j&q=&esrc=s&source=web&cd=&ved=2ahUKEwjDhIig4cTrAhXhqlkKHQ_aAMkQFjAAegQIBRAB&url=https%3A%2F%2Fliomont.com.mx%2Fwpcontent%2Fuploads%2F2018%2F08%2FManualdeInfeccionesdelAparatoRespiratorioLiomont.pdf&usg=AOvVaw1TS3pD1yx

9.Irurzuna, C., González, M., Recondoa, M., & Urtasun, M. (1 de 2005). Efectividad de la aplicación de un protocolo clínico para el manejo de la faringitis aguda en adultos. Atención primaria, 35(1), 22-29. Obtenido de https://www.elsevier.es/es-revista-atencion-primaria-27-articulo-efectividad-aplicacion-un-protocolo-clinico-13071041

10.Matas, L., Méndez, M., Rodrigo , C., & Vicente , A. (11 de 2008). Diagnóstico de las faringitis estreptocócicas. Enfermedades infecciosas microbiologia clinica, 26, 14 - 18. Obtenido de https://www.elsevier.es/es-revista-enfermedades-infecciosas-microbiologia-clinica-28-articulo-diagnostico-faringitis-estreptococicas-S0213005X08765777

11.Pérez, R., Pavez, D., Rodríguez, J., & Cofre, J. (2019). Recomendaciones para el diagnóstico y tratamiento etiológico de la faringoamigdalitis aguda estreptocócica en pediatría. Revista Chilena de infectologia, 36(1), 69-77. Obtenido de https://webcache.googleusercontent.com/search?q=cache:EYI9wMLoFUYJ:https://scielo.conicyt.cl/pdf/rci/v36n1/0716-1018-rci-36-01-0069.pdf+&cd=4&hl=es&ct=clnk&gl=ec&client=firefox-b-d

12.Valcarce, M. Á.-C., & Kirchschläger Nieto, S. B. (18 de 6 de 2019). Faringitis aguda. Guía-ABE. Infecciones en Pediatría, 4. Recuperado el 8 de 2020, de http://www.guia-abe.es

# CAPÍTULO 13

**María Fernanda Pazmiño Jarrín**
*Apnea Del Sueño*

**Introducción**

El síndrome de apnea/hipopnea obstructiva del sueño (OSAHS, obstructive sleep apnea/hypopnea syndrome) es uno de los problemas médicos más importantes identificados en los últimos 50 años. (Harrison 2012, p.2186) En la actualidad sabemos que permite la aparición de repercusiones clínicas relevantes: somnolencia, trastornos neurocognitivos, deterioro de la calidad de vida, incremento de la accidentabilidad y de la morbilidad cardiovascular e incremento de la mortalidad (Sociedad española del sueño, 2017 p. 11).

El OSAHS/SAHOS es el trastorno respiratorio del sueño más frecuente, con una prevalencia estimada de alrededor del 24% en hombres adultos y del 9% en mujeres. (Sociedad española del sueño, 2017 p. 11). Con anterioridad se estimaba una prevalencia aproximada del 3% al 7% en hombres y del 2% al 5% en mujeres (40-60 años para ambos sexos); sin embargo, en las últimas dos décadas aumentó a 10% en hombres de 30 a 49 años, a 17% en hombres de 50 a 70, a 3% en mujeres de 30 a 49 y a 9% en mujeres de 50 a 70. Se aproxima que el 20% de adultos de edad media tiene al menos SAHOS leve y el 80% de los casos permanecen sin diagnosticar, de allí la importancia de sospechar el diagnóstico de la enfermedad. (Epidemiología mundial, latinoamericana y colombiana y mortalidad del síndrome de apnea-hipopnea obstructiva del sueño (SAHOS, 2017 p. 17).

La apnea del sueño se caracteriza por la presencia de episodios obstructivos de la vía aérea superior totales (apneas) o parciales (hipopneas) que condicionan la aparición durante el sueño de hipoxia intermitente, microdespertares con incremento de la negatividad de la presión intratorácica durante la inspiración. (Sociedad española del sueño, 2017 p. 11)

La apnea puede ser central y mixta; central se caracteriza por la ausencia de flujo y de esfuerzo respiratorio durante al menos 10 segundos, si esta es pura se relaciona con alteraciones de los centros de control respiratorio de la protuberancia y del bulbo. La apnea mixta empieza por el cese del esfuerzo respiratorio pero continúa cuando el esfuerzo respiratorio creciente se dirige contra una vía aérea cerrada. La hipopnea es una reducción pasajera que puede ser de origen central u obstructivo. Cuando son obstructivas y mixtas se conoce como el síndrome de la apnea-hipopnea obstructiva del sueño. (Fraser, 2006, p 636)

El SAHOS se ve directamente relacionado con el ciclo del sueño, por lo cual se debe conocer la fisiología del sueño normal, ya que esta afecta profundamente en la mecánica respiratoria, el control respiratorio, el metabolismo y la hemodinamia. En las dos primeras fases del sueño que son sin movimientos oculares rápidos (NMOR), la respiración es inconstante e irregular por lo que la ventilación minuto media (VE) disminuye, debido al incremento de la resistencia de la vía aérea junto con el incremento ligero de la PCO2 alveolar y arterial incrementan ligeramente. Durante la 3 y 4 fase que es de ondas lentas la respiración se torna regular y depende de la vigilia, por lo que la PCO2 aumenta en 2 a 7 mmHg. (Fraser, 2006, p 636-637)

La respiración se torna de nuevo irregular en el sueño de movimientos oculares rápidos (MOR O REM), lo que disminuye la expansibilidad de la caja torácica. Todo esto produce fluctuaciones de la ventilación alveolar, que como resultado provoca hipoxia y aumenta la resistencia de las vias respiratorias. El umbral para la respuesta a la modificación de los gases varía de una persona a otra por lo que contribuye a un factor de riesgo importante para la apnea. (Fraser, 2006, p 637).

La patología principal de las apneas e hipopneas es el cierre de las vias respiratorias durante la inspiración al dormir, debido a una dilatación de los músculos del tercio superior de las vías respiratorias, lo cuales no pueden oponer una presión negativa al interior de la vía aérea durante la inspiración, esto, acompañado de la disminución del tono muscular el conducto respiratorio se estrecha; el ronquido comienza antes de que se ocluya la vía respiratoria, lo que produce microdespertares, aumento de la frecuencia cardiaca y de la presión arterial. Al despertar completo la vía respiratoria se restablece y permite el transito libre de aire. (Harrison 2012, p.2186).

Existen factores predisponentes, que promueven al colapso patológico de la vias respiratorias debido a su mecanismo subyacente.

| Factores predisponentes | Mecanismos subyacentes |
| --- | --- |
| Alcohol, sedantes, falta de sueño | Disminución de los músculos de la vía aérea superior |
| sexo masculino, testosterona, antecedentes familiares, hipotiroidismo, acromegalia, rasgos faciales dismorficos | Disminución del tamaño de la orofaringe |
| Obesidad | Disminución de la distensibilidad de los orofaringe |
| Obstrucción nasal, rinitis crónica, IRA | Aumento de la resistencia al flujo aéreo |
| Estimulantes respiratorio, marcapasos diafragmático | Aumento de la presión inspiratoria negativa |
| Vuelos en avión, grandes alturas | Disminución de PO2 inicial |
| Sedantes | Disminución de los quimiorreceptores periféricos y la excitabilidad del SNC |
| Figura 15-11(Fraser, 2006, p 639) | |

**Diagnostico**

El diagnostico se basa en la obtención en el interrogatorio tanto del paciente como de su cónyuge o compañero acerca del sueño del enfermo en conjunto con un buen examen físico (Harrison 2012, p.2187).

Dentro de las manifestaciones clínicas el ronquido El ronquido es uno de los síntomas más frecuentes, el cual La intensidad del ronquido aumenta con el incremento de peso y con la ingesta de alcohol o de depresores del sistema nervioso central. Cerca del 75% de los compañeros de cama observan episodios de pausas respiratorias durante el sueño; esto les causa preocupación y, con frecuencia, despiertan al paciente por miedo a que persista en apnea (Paez-parejo Cuadro clínico del síndrome de apnea-hipopnea obstructiva del sueño (SAHOS) 2017, p.30).

Otro síntoma característico de la apnea obstructiva del sueño es la somnolencia diurna excesiva, Su intensidad se correlaciona con la de la apnea nocturna y la privación del sueño (Fraser, 2006, p 640). Para esto ambos deberán llenar cuestionarios sobre el sueño que comprenden la puntuación de Epworth de somnolencia. (Harrison 2012, p.2187).

En la exploración física se examinan la obesidad, la estructura del maxilar inferior, las vias respiratorias superiores, la presión arterial y quizá las causas predisponentes que incluyan hipotiroidismo y acromegalia (Harrison 2012, p. 2187).

Los principales factores de riesgo anatómico del SAHOS son la obesidad, reflejada en el IMC elevado, y el aumento de la circunferencia del cuello; su asociación aumenta la prevalencia de la enfermedad del 20% al 40% (Paez-parejo Cuadro clínico del síndrome de apnea-hipopnea obstructiva del sueño (SAHOS) 2017, p.30).

En las personas que muestran los signos clínicos correspondientes, los estudios diagnósticos deben demostrar pausas recurrentes en la respiración durante el sueño (Harrison 2012, p.2188). Este puede ser El estudio polisomnográfico completo incluye la estatificación del sueño y la medición del esfuerzo respiratorio, el flujo aéreo y las presiones parciales de los gases en la sangre arterial. (Fraser, 2006, p 642)

**Tratamiento**
Todos los pacientes con diagnóstico de OSAHS deben recibir una explicación sobre la enfermedad y su relevancia, al igual que sus parejas, al igual que la reducción de los factores predisponente modificables como el consumo de alcohol y la reducción de peso. (Harrison 2012, p.2188)

Dentro del manejo consiste disminuir los episodios de apneas y mejorar la calidad de vida del paciente. Para esto el mejor manejo es el uso de dispositivos CPAP (Presión positiva continua de las vías respiratorias y la MRS (Férula para realineación mandibular) son los tratamientos más utilizados y con mejores bases. Estos dispositivos mejoran la calidad del sueño, disminuye el riesgo cardiovascular y la somnolencia diurna. (Harrison 2012, p.2187)

1.Harrison, T.R, y autores , (2012), Apnea durante el Sueño,  Medicina interna, (Mc Graw Hill , ed vol. 2 pp 2186-2189)
2.Fraser, Colman, Muller, Pare, (2006), Apnea Obstructiva del Sueño, Fundamentos de las Enfermedades del Torax, (Masson S.A., ed, pp 636-643).
3.https://portal.guiasalud.es/wp-content/uploads/2018/12/GPC_564_SES_Guia-DAM 2017_compl.pdf
4.http://dx.doi.org/10.15446/revfacmed.v65n1Sup.59726
5.Patricia Hidalgo-Martínez, Rafael Lobelo, Epidemiología mundial, latinoamericana y colombiana y mortalidad del síndrome de apnea-hipopnea obstructiva del sueño (SAHOS), 2017, Rev. Fac. Med. 2017 Vol. 65 Supl: S17-20
6.http://dx.doi.org/10.15446/revfacmed.v65n1Sup.59565

# CAPÍTULO 14

**Santiago Xavier Herrera Medrano**

## Laringomalacia

**Introducción**

El término estridor se utiliza para denominar un sonido vibratorio respiratorio de tono variable producido por el paso turbulento de aire a través de una vía aérea estrechada. La presentación de este estrechamiento puede ser aguda o crónica; en este último caso lo más frecuente es que se trate de una patología congénita (hasta un 80%).

Las malformaciones laríngeas son las más frecuentes dentro de las malformaciones de la vía aérea superior. Existe una incidencia del 86% de malformaciones laríngeas en pacientes que presentan malformaciones congénitas de la vía aérea. Dentro de estas la entidad más frecuente es la laringomalacia que se encuentra en un 68% de los casos, seguida por la membrana glótica (8,6%), la estenosis subglótica (6,9%), la parálisis de cuerda vocal (4,6%), los quistes laríngeos (1,7%), el hemangioma subglótico (1,1%), atresia laríngea (1,1%). (Altman, 1999, pág. 525).

Es la causa más frecuente de estridor congénito en la infancia y se debe a una disfunción dinámica que condiciona el colapso de las estructuras supraglóticas durante la inspiración.

En la mayoría de casos se inicia en los primeros días de vida, no necesariamente al nacimiento, haciéndose presente en ocasiones únicamente tras una infección intercurrente respiratoria. Suele aumentar progresivamente hasta los 6-8 meses de vida, para posteriormente resolverse espontáneamente en la mayoría de los casos antes de los dos años de vida. (Pérez, 2009, pág. 223).

**Etiología**

La causa aún es desconocida, sin embargo se han descrito tres tipos de factores que podrían determinar su etiología (Gras, 2005, pag181):

**Factor Anatómico**

Según la anatomía se ha descrito con mayor importancia tres tipos de anomalías anatómicas en la supraglotis: epiglotis enrollada en omega, ligamentos aritenoepiglóticos cortos y aritenoides abultados redundantes. Estos tipos de lesiones se pueden encontrar en forma combinada o aislada provocando el colapso supraglótico, aunque también pueden estar presentes en recién nacidos sin ser causantes de patología alguna

**Factor Histológico**
Se ha sugerido que la inmadurez de los cartílagos laríngeos daría lugar a una debilidad intrínseca y tendencia al colapso durante la inspiración.

**Factor Neuromuscular**
La inmadurez en el control neuromuscular se ha descrito como otra posible causa. Se ha encontrado una relación entre la laringomalacia y enfermedades neurológicas, sugiriendo que esta podría ser una manifestación de una hipotonía generalizada a nivel del soporte muscular de los cartílagos laríngeos.

Es importante mencionar que dentro de este grupo etiológico se ha implicado el reflujo gastroesofágico, que se presenta entre un 25 a 80% de los casos de laringomalacia. Se cree que es debido a la inmadurez neuromuscular que determina una relajación del esfínter esofágico inferior. Al parecer, simplemente empeora la obstrucción que se observa en la laringomalacia, pero no la provoca (Bibi, 2001, pág. 410). El reflujo gastroesofágico tiende a empeorar la clínica de la laringomalacia debido al edema y la hipertrofia de la amígdala lingual que produce, y este a su vez se empeora por la presencia de laringomalacia debido a las presiones negativas que se producen en inspiración por la obstrucción que está condiciona.

**Clasificación**
Debido a las alteraciones anatómicas y mecánicas en la laringomalacia, se determinan los diferentes tipos de variaciones que pueden existir, cabe recalcar que pueden presentarse de manera aislada o combinada (Bartual, 2000, pág. 379):
- Tipo 1: aspiración de la mucosa aritenoidea edematosa, que recubre los cartílagos cuneiformes introduciéndose hacia el interior de la laringe.
- Tipo 2: epiglotis enrollada y alargada que se curva y dobla en la inspiración. Se asocia al tipo 1. La epiglotis en omega per se no es causa de estridor.
- Tipo 3: colapso en báscula de las aritenoides (anterior y medial) durante la inspiración.

• Tipo 4: aspiración y desplazamiento posterior de la epiglotis contra la región aritenoidea.

• Tipo 5: repliegues ariepiglóticos cortos, creando un vestíbulo laríngeo pequeño y colapsable en inspiración.

• Tipo 6: colapso de la pared posterior de la subglotis durante la inspiración.

**Diagnóstico Clínico**

La mayoría de ocasiones se inicia en los primeros días de vida, entre la primera y segunda semana de vida, no suele presentarse necesariamente al nacimiento, haciéndose presente en ocasiones únicamente tras una infección intercurrente respiratoria. Suele aumentar progresivamente hasta los 6-8 meses de vida con su sintomatología máxima, en donde posteriormente suele resolverse espontáneamente en la mayoría de los casos antes de los dos años de vida, aunque puede alargarse hasta llegar a los 2 o 7 años de vida.

Se presenta con un estridor progresivo, que por lo general suele ser intermitente, aunque también puede ser constante. La intensidad del estridor suele aumentar con el decúbito supino, con tendencia a la mejoría en decúbito prono, en donde se observa que empeora con esfuerzos del niño/a, ya sea con llanto, agitación o al momento de lactar. (Llorente, 2000, pág. 367).

En casos graves suelen presentar aspiración, apneas obstructivas, cianosis, períodos de tos, bronquitis de repetición e incluso se suele manifestar anatómicamente como un pectum excavatum, algunos autores lo han relacionado con muerte súbita del lactante.

En ocasiones se suele presentar durante el sueño pudiendo desencadenar crisis de apnea.

El diagnóstico de sospecha debe ser con la historia clínica de estridor inspiratorio, habitualmente no cianosante, que ha aparecido en la primera semana de vida y que empeora con la alimentación, decúbito supino y llanto.

La única prueba diagnóstica capaz de proporcionar un diagnóstico de certeza es la fibrobroncoscopia completa (Pérez, 2009, pag 223), el diagnóstico instrumental se realiza con rinofibrolaringoscopia flexible con el lactante despierto en casi todos los casos por su benignidad, valorándose realmente bien. Se debería completar el estudio de toda la vía aérea, pero se suele reservar para los casos que no evolucionan bien o los de mayor severidad, con una endoscopia rígida con ventilación espontánea para descartar patología asociada traqueal (traqueomalacias, compresiones traqueales, estenosis subglóticas o estenosis traqueales).

**Diagnóstico Diferencial**

| Tabla 1. Diferentes causas de estridor según la fase respiratoria en la que este es audible | |
| --- | --- |
| **Inspiratorio (extratorácico)** | Supraglótico: laringomalacia |
| | Subglótico: traqueomalacia extratorácica |
| **Bifásico** | Glótico: parálisis de cuerdas vocales |
| | Subglótico: estenosis fijas subglóticas |
| | Lesiones fijas a cualquier nivel |
| **Espiratorio (intratorácico)** | Traqueomalacia intratorácica |
| | Broncomalacia |
| | Quistes broncogénicos |
| | Compresión extrínseca (masas mediastínicas, anillos vasculares, enfisema lobular, adenopatías) |
| | Estenosis traqueal |

*Fuente: Realizado por el autor, tomado de (Comín, 2015, pág. 274)*

**Exámenes Complementarios**

Radiografía de tórax y de cuello (anteroposterior y lateral) (en inspiración, obteniendo una vista en cono invertido de la laringe, las cuerdas vocales y el perfil laringotraqueal subglótico): su normalidad no descarta patología, en donde se manifiesta ante la presencia de la patología una mucosa de aritenoides redundante, repliegues ariepiglóticos cortos, epiglotis acartuchada y cuerdas vocales móviles.

**Esofagograma:** si coexisten trastornos deglutorios o sintomatología con las tomas: fístula traqueoesofágica, hendidura laríngea, anillos vasculares, cuerpos extraños.

**Tomografía computarizada (TC):** descartar la compresión de la vía aérea por masas retrofaringeas, cervicales o mediastínicas. Determinar la extensión de la estenosis.

**Resonancia magnética (RM):** determinar la anatomía aberrante de los grandes vasos, la estructura del timo y masas mediastínicas. Extensión de hemangiomas con componente mediastínico (Pérez, 2009, pag 223).

Debido a la asociación entre el reflujo gastroesofágico y la laringomalacia se ha estudiado en ocasiones la pHmetría, por estar asociado en un alto porcentaje el reflujo concomitante, monitorización de la saturación de oxígeno en casos graves.

Como dato adicional, cuando existe la presencia de una mala curva de crecimiento, estridor importante y permanente, que no se modifica con los cambios de decúbito, altera la coordinación respiración-deglución y que, por ende, se refleja en falta de incremento ponderal; es de vital importancia el registro del crecimiento ponderal durante los primeros los 2 años de vida.

**Tratamiento**
En el 95% de los pacientes que presentan esta patología se plantea un manejo conservador, suele resolverse antes de los dos años de vida.

El 5-25% presentan enfermedad severa que puede requerir un tratamiento activo, los cuales consisten en la resección endoscópica de las estructuras laríngeas redundantes (supraglotoplastia): sección de uno o de los dos repliegues ariepiglóticos, sección parcial de los bordes laterales de la epiglotis y vaporización de mucosa de cartílagos corniculados y borde libre de la epiglotis (Hoff, 2010, pag. 245)

Hasta un 20% asocian reflujo gastroesofágico, precisando tratamiento médico. (Hwang, 2013).

1.Altman K.W., Wetmore R.F., Marsh R.R. Congenital Airway Abnormalities in patients requiring hospitalization. Arch Otolaryngol Head Neck Surg 1999;125: 525-29.

2.Gras Albert J.R., Paredes Osado J.R. Malformaciones congénitas más frecuentes de la vía aérea superior. Pediatr Integral 2005; IX(3): 181-90.

3.Bibi H, Khvolis E, Shoseyov D, Ohaly M, Ben Dor D, London D, et al. The prevalence of gastroesophageal reflux in children with tracheomalacia and laryngomalacia. Chest 2001;119(2): 409-13

4.Pérez Ruiz E, Martínez León MI, Caro Aguilera P. Anomalías congénitas de las vías aéreas. En: Cobos N, Pérez-Yarza EG (eds.). Tratado de Neumología Infantil. 2a edición. Madrid: Ergon; 2009. p. 223-47.

5.Comín Cabrera C, Sánchez Perales F. Causas de estridor. Laringomalacia: dos formas de presentación poco habitua- les. Rev Pediatr Aten Primaria. 2015;17:e271-e278.

6.Pérez Ruiz E, Martínez León MI, Caro Aguilera P. Anomalías congénitas de las vías aéreas. En: Cobos N, Pérez-Yarza EG (eds.). Tratado de Neumología Infantil. 2.ª edición. Madrid: Ergon; 2009. p. 223-47.

7.Sirvent Gómez S. Estridor. Malacia de la vía aérea. En: Andrés Martin A, Valverde Molina J (coords.). Manual de Neumología Pediátrica. Sociedad Española de Neumología Pediátrica. Madrid: Panamericana; 2011. p. 185-94.

8.Hwang EB, et al. Success of supraglottoplasty for severe laringomalacia: the experience from Northeastern Ontario, Canada. Int J Pediatr Otorhinolaryngol. 2013. http://dx.doi.org/10.1016/j.ijporl.2013.04.010

9.Hoff SR, et al. Supraglottoplasty outcomes in relation to age and comorbid conditions. Int J Pediatr Otorhinolaryngol. 2010; 74: 245-9.

10.Bartual Pastor J, Bartual Magro J, Sierra, Galera G. Malformaciones laringotraqueales. En: Barberán T, Bernal Sprekelsen M, eds. Tratado de ORL Pediátrica (Ponencia Oficial de la SEORL 2000). p. 379-86.

11.Llorente Pendás JL, Núñez Batalla F, Suárez Nieto C. Disnea y estridor en el niño. Manejo de la obstrucción aguda de la vía aérea. Tratado de ORL Pediátrica (Ponencia Oficial de la SEORL 2000). p. 367-74.

# CAPÍTULO 15

**Alex David Siza Duarte**

## *Parálisis De Las Cuerdas Vocales*

**Introducción**

Dentro de la fisiología laríngea se encuentran varios procesos vitales como la respiración, la deglución, fonación y tos; procesos perfectamente equilibrados por mecanismos neuromusculares altamente coordinados, que permiten el movimiento de las cuerdas vocales (Afsah, 2015). La afectación patológica de movimiento de las cuerdas vocales puede tener dos orígenes nerviosos, uno central y otro periférico, siendo el origen periférico el más representativo (Alvo et ál., 2017).

La pérdida del movimiento eficaz de la cuerda vocal verdadera corresponde a la interrupción de continuidad del impulso nervioso a lo largo del recorrido de los nervios laríngeos recurrentes y el vago o incluso daño en el centro motor de este último (Lalwani et ál., 2020). Cabe resaltar que se debe diferenciar con la fijación de la cuerda vocal producida por infiltración directa del pliegue vocal, laringe o sus músculos, así también debe distinguirse de la fijación de la articulación cricoaritenoidea secuela de una intubación traumática o manifiesta en artritis reumatoidea (Mau et ál., 2020) (Lalwani et ál., 2020).

De acuerdo con el punto de disrupción nerviosa, la cuerda vocal adopta cierta posición característica al momento de su exploración, así como clínica acompañante, sin embargo, resulta difícil la diferenciación entre afectación de ramas recurrentes y vagales (Lalwani et ál., 2020).

Epidemiológicamente la cuerda vocal izquierda es la que presenta mayor afectación debido a la anatomía del nervio laríngeo recurrente, el cual presenta un trayecto descendente mucho más largo que el de su contraparte, teniendo mucho más riesgo de sufrir compresión, tracción o lesión quirúrgica. (Lalwani et ál., 2020).

Se puede clasificar a la parálisis de las cuerdas vocales de acuerdo con el origen de afectación nerviosa, así como también, de acuerdo con su distribución; donde puede ser unilateral o bilateral. (ver Tabla 1 y Figura 1)

| Parálisis | Nervio lesionado | Lesión Específica |
|---|---|---|
| Central | Supranuclear | Lesión de fibras cortico-bulbares |
| | Nuclear (Lesión En El Bulbo) | Núcleo Motor (Ambiguo) |
| | | Núcleo Sensitivo (Tracto solitario) |
| Periférica | Lesión Del Vago Por Encima De La Salida De Los Nervios Faringeos | Lesión de nervios faríngeos y laríngeos |
| | Lesión Del Vago Por Debajo De Los Nervios Faringeos | Lesión de ambos nervios laríngeos |
| | Lesión Del Nervio Laríngeo Superior | Parálisis del nervio laríngeo superior |
| | | Parálisis de la rama externa (motora) del nervio laríngeo superior |
| | Lesión Del Nervio Laríngeo Inferior (Recurrente) | |

Tabla N° 1. Clasificación de la Parálisis de Cuerdas Vocales de acuerdo con el origen de afectación nerviosa

Realizado por: Alex Siza
Fuente: Baladrón, 2019

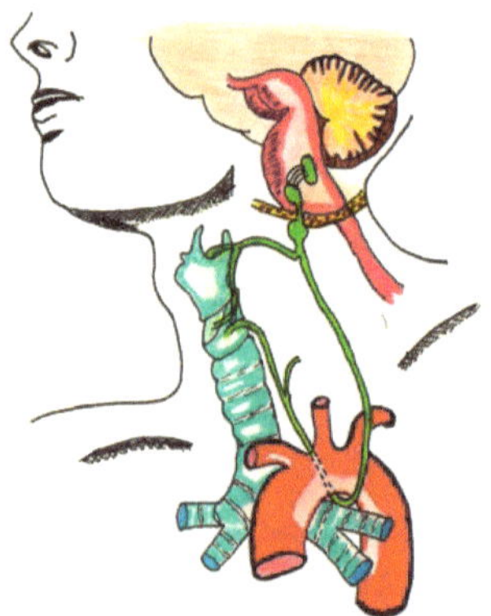

*Figura 1 Anatomía del Nervio Vago*

Dentro de las causas de parálisis de cuerdas vocales periférica resalta en primer lugar la iatrogénica, en procedimientos quirúrgicos de cabeza y cuello donde principalmente el nervio laríngeo recurrente o vago son lesionados, las cirugías que mayormente se encuentran relacionadas con esta patología son las de tiroides y paratiroides (Alvo et ál., 2017). El nervio laríngeo recurrente se lesiona entre el 1 y 3% de las cirugías de tiroides. (Baladrón, 2019)

En segundo lugar, tenemos la idiopática, donde se asume que existe un componente viral en la participación fisiopatológica, muy parecida a la Parálisis Facial Idiopática o de Bell (Alvo et ál., 2017).

Por último, entres otras causas menos prevalentes de parálisis de cuerdas vocales periférica, se encuentran: neoplasias por compresión o invasión, traumáticas, vasculares como aneurismas aórticos o causas autoinmunes (Alvo et ál., 2017).

Al hablar del origen central de la parálisis, resalta la afectación vascular como su principal etiología, donde, los accidentes cerebrovasculares de tronco encefálico son los más importantes (Alvo et ál., 2017).

En la tabla N° 2 se detalla las principales etiologías de la parálisis de cuerdas vocales de acuerdo a su clasificación (ver Tabla N° 2).

| Tipo De Parálisis | ETIOLOGÍA |
|---|---|
| Unilateral Laríngea Recurrente | Neoplasias<br>Iatrogenia<br>Trauma<br>Aneurisma<br>Idiopática |
| Bilateral Laríngea Recurrente | Post cirugía Tiroides<br>Neoplasia Tiroidea |
| Unilateral Vagal | Iatrogenia<br>Neoplasias<br>Causas neurológicas<br>Infarto de Tronco Encefálico<br>Osteomielitis de base del cráneo<br>Idiopática |
| Bilateral Vagal | Causas neurológicas |

Tabla N° 2. Etiología de la Parálisis de Cuerdas Vocales (Lalwani, et ál., 2020, p. 457)

**Diagnostico Clinico**

Las características clínicas de esta patología dependen de nervio afectado encontrando una gran variedad de signos y síntomas que van desde cambios en la voz y disnea según la posición que adopten las cuerdas vocales, hasta aspiración y disfagia por anestesia laríngea (Baladrón, 2019). Estas características clínicas pueden variar también, de acuerdo con la existencia o no, de compensación por parte de la cuerda vocal sana, o si ambas están afectadas, es así como, la voz se presenta desde una fatiga leve hasta afonía completa en casos graves. (Afsah, 2015), (ver Figura 2 y Tabla 3).

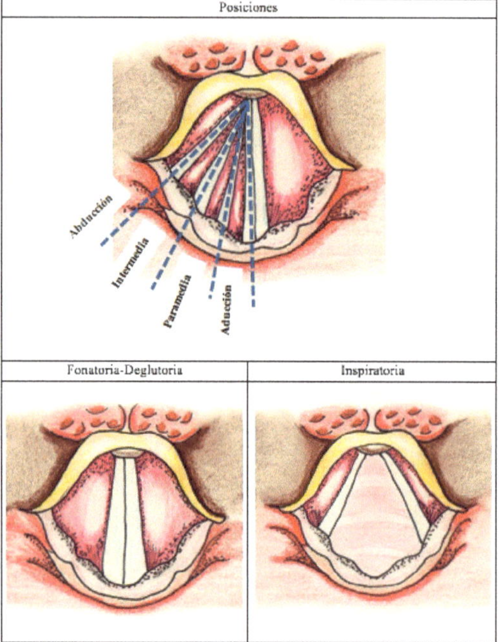


*Figura* 2. Cuerdas vocales-posición

La posición que adopte la cuerda vocal en una parálisis unilateral puede ser paramediana, intermedia, abierta o abductora y cerrada o aductora, siendo la paramediana la más común encontrando clínicamente voz bitonal y disfonía, muy diferente a la voz soplada de baja intensidad de la posición abierta (Alvo, 2017). Al contrario, en la parálisis bilateral podemos encontrar a las cuerdas en posición abierta produciendo disfonía muy severa, aspiración y con esto riesgo de infecciones como neumonía; y en posición cerrada dónde la disnea es característica, con alto riesgo de compromiso de la vía aérea (Alvo, 2017).

| Afectación Nerviosa | Posición de las Cuerdas | Clínica | Ilustración |
| --- | --- | --- | --- |
| Central y Superior a los Nervios Faríngeos | Intermedia | - Disfagia<br>- Aspiración por anestesia laríngea<br>- Disfonía | |
| Nervio Laríngeo Superior | Normal o Intermedia | - Aspiración<br>- Disfonía | |
| Nervio Laríngeo Inferior o Recurrente | Paramediana | - Disfonía (voz bitonal)<br>- Disnea (si es bilateral) | |
| Tabla N°3. Presentación clínica de la parálisis unilateral de cuerdas vocales según su afectación nerviosa. | | | |
| Realizado por: Alex Siza<br>Fuente: Baladrón, 2019 | | | |

La realización de una historia clínica detallada es importante a la hora de la evaluación de la parálisis cordal, obteniendo información acerca de sintomatología relacionada con la voz, deglución y respiración, así como, el historial médico completo donde se detallen antecedentes de tipo neurológico y reumatológico, además de eventos quirúrgicos, traumatismos, entubaciones prolongadas, y enfermedades pulmonares infecciosas o neoplásicas (Afsah, 2015).

**Diagnostico Diferencial**

| |
| --- |
| 1.Nódulos Vocales<br>2.Pólipos Vocales<br>3.Edema de Reinke<br>4.Quiste Submucoso de Cuerda vocal<br>5.Úlcera o Granuloma Vocal<br>6.Laringitis Crónica |
| Tabla N° 4. Diagnostico Diferencial de la Parálisis de Cuerdas Vocales (Alvo, 2017, p. 204). |

Posteriormente se debe realizar un exhaustivo examen físico, poniendo énfasis en la exploración de cabeza y cuello en busca de cambios estructurales, tonicidad muscular, masas, adenopatías o alteración en la palpación tiroidea: es importante también la exploración neurológica, siendo de relevancia la funcionalidad de los pares craneales XI y XII que comparten su salida por el agujero yugular con el nervio vago, dicha exploración se concentra en analizar la funcionalidad del reflejo de deglución y movilidad de la lengua. La laringoscopia indirecta con espejo puede utilizarse para visualizar la movilidad de cuerdas vocales en bruto o reunión de secreciones (Afsah, 2015).

### Exámenes Complementarios
### Rinolaringoscopia con fibra óptica
La laringoscopia flexible trans nasal es el gold estándar para el diagnóstico de una disfunción de cuerdas vocales, ya que permite la visualización directa de la actividad cordal (IA) (Stoltz et ál., 2018) (Afsah, 2015). Con este procedimiento se puede diagnosticar al 100% de pacientes sintomáticos y al 60% en asintomáticos (IA) (Stoltz et ál., 2018).

En este procedimiento se busca un movimiento anormal de las cuerdas vocales, sin embargo, el espacio glótico no se considera como criterio indispensable para determinación de la lesión nerviosa. (IA) (Afsah, 2015).

### Radiografía de tórax
La radiografía de tórax ha mostrado utilidad en estudios iniciales donde existen antecedentes de patologías pulmonares resaltando en relevancia las neoplasias (IA) (Afsah, 2015).

### Ecografía
El estudio ecográfico resulta relevante cuando existe sospecha de patología tiroidea, en este caso tendríamos mayormente afectación unilateral. (IA) (Afsah, 2015).

### Tomografía Computarizada y Resonancia Magnética
Si clínicamente sospechamos de lesión nerviosa central o vagal se debe realizar estudios complementarios de imagen, escogiendo la resonancia

magnética en casos de lesión central relacionados a patologías en base del cráneo o fosa posterior, y se prefiere la tomografía contrastada en patologías de cuello y mediastino (IA) (Afsah, 2015).

**Tratamiento**

El abordaje terapéutico de la parálisis cordal depende si es unilateral o bilateral, así como de su etiología (Lalwani et ál., 2020). Es importante conocer que en el caso de la parálisis unilateral de cuerda vocal se puede realizar un manejo expectante juntamente con terapia foniátrica de hasta 12 meses, debido a que existe evidencia de una recuperación espontanea por reinervación fisiológica o compensación (IA) (Marques et ál., 2020) (Granato et ál., 2019). Sin embargo, si existen síntomas como de aspiración o disfonía debilitante o historial de cirugía reciente con lesión nerviosa iatrogénica la cirugía puede ser temprana (IA) (Granato et ál., 2019).

**Parálisis Unilateral**
**1. Laringoplastia por inyección**

Es una técnica descrita desde 1991, donde mediante la inyección percutánea en paciente despierto o bajo efecto anestésico, se inocula en la cuerda vocal paralizada material autólogo (grasa) o sintético (colágeno, ácido hialurónico, etc.), permiten la medialización de la cuerda. (IA) (Marques et ál., 2020) (Siu, et ál., 2016).

La realización precoz de este procedimiento ha mostrado efectivad en pacientes con historial de iatrogenia quirúrgica o intubación traumática, además se prefiere el uso de materiales de inyección provisionales, porque se ha visto que no interfieren en la recuperación espontánea de la parálisis. (IA) (Marques et ál., 2020).

**2. Laringoplastia de Medialización (Tiroplastia Tipo I)**

Es el gold estándar de tratamiento permanente de parálisis cordal, y consiste en la colocación de un implante a través de la realización de una ventana en el ala del cartílago tiroides logrando así una medialización de la cuerda afectada de forma permanente, pero reversible (IA) (Lynch, et ál., 2017).

Dentro de las complicaciones de este procedimiento destacan la lsubmedialización de las cuerdas vocales o discrepancia con la altura entre ellas debido a un implante de tamaño incorrecto, formación de un hematoma o edema laríngeo y en raros casos migración del implante (Lynch, et ál., 2017).

### 3. Aducción Aritenoidea

Se trata de un procedimiento que permite un adecuado cierre posterior de la glotis, a través de la sutura a nivel del musculo del cartílago aritenoides llevándolo hacia la línea media y tensionando la cuerda vocal (Lynch, et ál., 2017).

Este procedimiento se usa en conjunto con la Tiroplastia I o la Laringoplastia por inyección, sin embargo, no existe evidencia suficiente que indique su efectividad (IA) (Lynch, et ál., 2017).

### Parálisis Bilateral
### 1. Traqueotomía

Es una técnica de gran eficacia usada en situaciones emergentes de parálisis bilateral de cuerdas vocales, pero que no resulta ser favorecedora debido a los cuidados de la herida a largo plazo y el impacto psicosocial que presenta en el paciente (IA) (Li, et ál., 2017).

### 2. Fijación Posterior de cuerdas vocales

Se realiza mediante sutura posterior con de cuerdas vocales provocando fijación de estas o abducción aritenoidea, es un procedimiento reversible, que no altera la función fonatoria, y debe ser considerado en casos donde se puede esperar la reinervación espontánea. (IA) (Li, et ál., 2017).

### 3. Aritenoidectomía

Es un procedimiento permanente e irreversible, donde se extirpa el cartílago aritenoides mejorando la apertura glotal, mejorando la vía aérea; se lo puede realizar conjuntamente con una cordectomía, pero no existe evidencia suficiente para comprobar su eficacia. Actualmente se prefiere el uso endoscópico láser por su menor tasa de complicaciones posoperatorias, especialmente la formación de granulomas o cicatrices importantes (IA) (Li, et ál., 2017).

## 4. Cordectomía

Procedimiento permanente e irreversible ya que se extirpa la submucosa de la cuerda vocal o sección posterior de la cuerda de sus tejidos blandos y cono elástico, actualmente por endoscopia láser, provocando apertura de la glotis, mejorando así la vía aérea; entre sus complicaciones resalta especialmente la disminución en la calidad de la voz y a largo plazo igualmente que la aritenoidectomia, la formación de granulomas o cicatrices, sin embargo, este procedimiento ha disminuido las necesidades de traqueotomía. (IA) (Li, et ál., 2017).

## Reinervación Nerviosa

Para ambos tipos de parálisis sea uni o bilateral, la reinervación nerviosa es una opción a tomar, pero aun existe limitada evidencia científica para comprobar su efectividad. (IA) (Marques et ál., 2020) (Lynch, et ál., 2017) (Li, et ál., 2017).

## Terapia Fonatoria

La terapia Fonatoria ha demostrado resultados prometedores en el manejo de la disfonía de pacientes con o sin patología estructura o nerviosa, siendo más costo-efectivo, disminuyendo los procedimientos invasivos, especialmente cuando la etiología es idiopática (IA) (Drake, el ál., 2016).

1.Mau, T., Husain, S., & Sulica, L. (2020). Pathophysiology of iatrogenic and idiopathic vocal fold paralysis may be distinct. The Laryngoscope, 130(6), 1520–1524. https://doi.org/10.1002/lary.28281

2.Marques, J., Marronnier, A., Crampon, F., Lagier, A., & Marie, J. P. (2020). Early Management of Acute Unilateral Vocal Fold Paralysis: Update of the Literature. Journal of voice: official journal of the Voice Foundation, S0892-1997(20)30073-4. Advance online publication. https://doi.org/10.1016/j.jvoice.2020.02.021

3.Lalwani, A. (2020). CURRENT Diagnosis \& Treatment Otolaryngology--Head and Neck Surgery, McGraw-Hill Education, Fourth Edition. https://doi.org/10.1036/0071460276

4.Granato, F., Martelli, F., Comini, L. V., Luparello, P., Coscarelli, S., Le Seac, O., Carucci, S., Graziani, P., Santoro, R., Alderotti, G., Barillari, M. R., & Mannelli, G. (2019). The surgical treatment of unilateral vocal cord paralysis (UVCP): qualitative review analysis and meta-analysis study. European archives of oto-rhino-laryngology: official journal of the European Federation of Oto-Rhino-Laryngological Societies (EUFOS): affiliated with the German Society for Oto-Rhino-Laryngology - Head and Neck Surgery, 276(10), 2649–2659. https://doi.org/10.1007/s00405-019-05587-2

5.Baladrón, Jaime. (2019). Otorrinolaringología (Manuscrito no Publicado), Curso Intensivo MIR de Asturias, S.L.

6.Stoltz, Lindsey P. MD; Fajt, Merritt L. MD; Petrov, Andrej A. MD; Traister, Russell S. MD, PhD. (July 2018). Vocal Cord Dysfunction: A Review, Clinical Pulmonary Medicine - Volume 25 - Issue 4 - p 125-130 https://doi.org/10.1097/CPM.0000000000000267

7.Li, Y., Garrett, G., & Zealear, D. (2017). Current Treatment Options for Bilateral Vocal Fold Paralysis: A State-of-the-Art Review. Clinical and experimental otorhinolaryngology, 10(3), 203–212. https://doi.org/10.21053/ceo.2017.00199

8.Lynch, J., & Parameswaran, R. (2017). Management of unilateral recurrent laryngeal nerve injury after thyroid surgery: A review. Head & neck, 39(7), 1470–1478. https://doi.org/10.1002/hed.24772

9.Alvo, Andrés & Breinbauer, Hayo & Boettiger, Paul & Stott, Carlos & Valdés, Constanza & Zuñiga, Jorge. (2017). Manual de Otorrinolaringología - Universidad de Chile, Primera Edición. https://www.academia.edu/41504304/Copia_de_Manual_ORL_UChile_1a_Ed_2017_

10.Drake, K., Bryans, L. & Schindler, J.S. (2016). A Review of Voice Therapy Techniques Employed in Treatment of Dysphonia with and Without Vocal Fold Lesions. Curr Otorhinolaryngol Rep 4, 168–174. https://doi.org/10.1007/s40136-016-0128-y

11.Siu, J., Tam, S., & Fung, K. (2016). A comparison of outcomes in interventions for unilateral vocal fold paralysis: A systematic review. The Laryngoscope, 126(7), 1616–1624. https://doi.org/10.1002/lary.25739

12.Afsah, O.E. (2015). Approach to diagnosis of vocal fold immobility: a literature review. Egypt J Otolaryngol 31, 78–91. https://doi.org/10.4103/1012-5574.156088

# CAPÍTULO 16

**Maríasol Cecilia Vinueza Andrade**

## Cuerpo Extraño En Vías Aéreas Superiores

## Introducción

La obstrucción de la vía respiratoria por cuerpo extraño es considerada como una urgencia médica de atención inmediata o incluso puede llegar a convertirse en una emergencia médica porque su desenlace puede llegar a ser mortal o provocar secuelas cerebrales permanentes por la falta de oxígeno debido a la obstrucción que genera determinado objeto en la vía aérea.

Se presenta comúnmente en niños entre 1 a 5 años aproximadamente debido a que a esta edad comienzan por instinto de curiosidad a introducir ciertos objetos clasificados como orgánicos: granos de maíz, lentejas, frutos secos, trozos de frutas entre otros y objetos inorgánicos: partes de juguetes, monedas, pilas, baterías, agujas, globos, joyas a través de boca o nariz alojándose el cuerpo extraño a nivel de la cavidad nasal, faringe, laringe, tráquea o bronquios provocando una obstrucción parcial o total de la vía aérea causando asfixia por cuerpo extraño, los objetos grandes de forma circular por lo general tienden a ser letales.

En los adolescentes la aspiración de cuerpos extraños por lo general ocurre durante un bostezo, un suspiro o asombro mientras tienen objetos en su boca como tapas de bolígrafos, alfileres, clips, piercing mal colocados en la cavidad bucal, entre otros.

En los adultos la principal causa de obstrucción involuntaria de la vía aérea es debido a la presencia de objetos orgánicos como trozos de hueso, espina de pescado, impactación de bolo alimenticio, así como también patologías neurológicas, abuso de alcohol o drogas y como causas voluntarias por conducta autolítica o bajo efectos de estupefacientes incluyen los objetos corto punzante como Gillette, pedazos de vidrios, bisturí, cuchillas de estilete, agujas, entre otros.

La mayor parte de los casos se encuentran en pacientes pediátricos, donde la inmadurez propia del proceso de deglución, la falta de todas las piezas dentarias que impide la masticación completa y la curiosidad de llevarse objetos a la boca los transforman en el grupo de mayor riesgo, sin embargo los adultos mayores también representan un grupo de riesgo existiendo un aumento de los casos a esa edad. (Revista médica clínica Condes – 2011; Pag 289)

Se debe sospechar de la probabilidad de cuerpo extraño en los niños con sintomatología respiratoria persistente aun si no existe historia de asfixia. (Demora en el diagnóstico de un cuerpo extraño en la vía aérea en los niños. Serie de casos. Archivos de Medicina Pediátrica 2013; 111(3): Pag 69)

Aquellos cuerpos extraños que se consideran como peligrosos o de alto riesgo de complicaciones son aquellos objetos que sean afilados, alargados, mayor de 3 cm en lactantes, mayor de 5 cm en niños y mayor de 10 cm en adolescentes/adultos; los objetos como pilas de botón (pilas de reloj), dos o más cuerpos extraños magnéticos (imanes) o uno metálico más uno magnético (imán + batería + pilas de botón) representan un gran riesgo para la vida y más aún si el diagnóstico se lo realiza de forma tardía.

En un estudio de 90 pacientes dentro de los cuales constaban 50 niños y 40 niñas que oscilan entre los 37 días a 14 años con cuerpo extraño en la vía aérea realizados en el servicio de endoscopía respiratoria del Hospital Garrahan (Buenos Aires-Argentina) entre el periodo de Enero del 2010 y Abril del 2012, la mayor incidencia se presentó en menores de 3 años con el 65,5% de los casos (59 pacientes) dentro de este grupo 45 niños tenían entre 1 y 3 años. Solo el 23,3% (21 pacientes) se extrajo el cuerpo extraño dentro de las 24 horas del evento. En el 24,4% (22 pacientes) se lo realizó dentro de la primera semana y en el 20% (18 pacientes) dentro de los 15 días. El 32,2% (29 pacientes) restante acudió tardíamente sin sospecha de un cuadro aspirativo en el 41,4% o tenía un diagnóstico erróneo en el 58,6% demorándose la extracción de 1 a 3 meses o incluso de 6 y 18 meses registrados en 2 casos. (Demora en el diagnóstico de un cuerpo extraño en la vía aérea en los niños. Serie de casos. Archivos de Medicina Pediátrica 2013; 111(3):Pag 69-70)

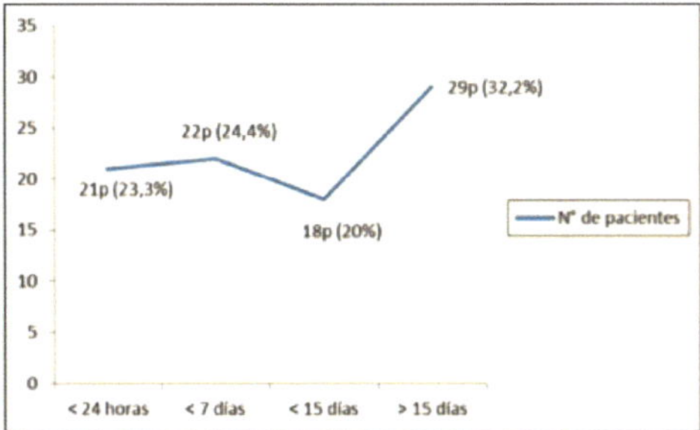


Figura N° 1 Tiempo transcurrido desde la aspiración del cuerpo extraño hasta la extracción del mismo. (Demora en el diagnóstico de un cuerpo extraño en la vía aérea en los niños. Serie de casos. Archivos de Medicina Pediátrica 2013; 111(3; Pag 70)

**Incidencia**

Las muertes por asfixia provocadas por obstrucción de vía aérea por cuerpo extraño es la cuarta causa más común de muerte accidental a nivel mundial.

En Ecuador en el año 2016 se presentó 336 casos de aspiración de cuerpo extraño en vía aérea/digestiva presentándose 159 casos en el sexo masculino y 177 casos en sexo femenino teniendo una mayor morbilidad en niños menores de 5 años con 207 casos, de todos los accidentes mortales en niños menores de 4 años el 7% son debido a obstrucción de la vía aérea por cuerpo extraño. (https://revistamedica.com/obstruccion-via-aerea-cuerpo-extrano/)

**ESTADISTICA DEL SERVICIO DE EMERGENCIA DEL HOSPITAL MANUEL YGNACIO MONTEROS IESS LOJA**

| CUERPO EXTRAÑO | CASOS | FRECUENCIA |
| --- | --- | --- |
| MONEDAS | 34 | 54,8 |
| PILAS DE RELOJ | 6 | 9,7 |
| PIEDRAS | 2 | 3,1 |
| ARETES | 2 | 3,1 |
| ESPINA DE PESCADO | 2 | 3,1 |
| PITO | 1 | 1,6 |

| | | |
|---|---|---|
| ESPUMA FLEX | 1 | 1,6 |
| ESPONJA | 1 | 1,6 |
| BOLA DE ACERO | 1 | 1,6 |
| VIDRIOS | 1 | 1,6 |
| PLASTICO | 1 | 1,6 |
| IMAN | 1 | 1,6 |
| BOLA DE CRISTAL | 1 | 1,6 |
| ALFILER | 1 | 1,6 |
| SONAJERO | 1 | 1,6 |
| ALIMENTOS | 1 | 1,6 |
| PUNTA COMPAS | 1 | 1,6 |
| PILAS DE LINTERNA | 1 | 1,6 |
| TORNILLOS | 1 | 1,6 |
| OTROS | 2 | 3,1 |
| TOTAL | 62 | 100 % |

Tabla N°1: Cuerpos Extraños En El Servicio De Emergencia De Pediatria Año 2016-2019 Revision De Las Historias Clinicas As400 Https://Revistamedica.Com/Obstruccion-Via-Aerea-Cuerpo-Extrano/

| EDAD | CASOS | FRECUENCIA |
|---|---|---|
| 0-2 AÑOS | 13 | 20,3 |
| 3-5 AÑOS | 27 | 42,2 |
| 8 AÑOS | 14 | 21,9 |
| > 8 AÑOS | 8 | 12,5 |
| TOTAL | 62 | 100 % |

Table N°2 Edad Pediatrica: Cuerpos Extraños En El Servicio De Emergencia De Pediatria Año 2016-2019 Https://Revistamedica.Com/Obstruccion-Via-Aerea-Cuerpo-Extrano/

**Patogenia**

El cuerpo extraño cuando se aloja en la mucosa de la laringe o tráquea se produce el síndrome de penetración que consiste en una crisis de asfixia por espasmo de la glotis desencadenando tos expulsiva pudiendo eliminar el cuerpo extraño. El cuerpo extraño impactado puede dar lugar a la formación de granulomas y con menor frecuencia provocar perforación traqueal o bronquial, la formación de bronquiectasias provocadas por la obstrucción son reversibles si el tratamiento es adecuado, sin embargo pueden llegar a ser irreversibles si el objeto que provoca la obstrucción no es extraído oportunamente. (Cuerpo extraño en la vía aérea en pediatría. Neumología pediátrica 2015; Pag: 107)

La obstrucción bronquial parcial produce hiperinsuflación localizada debido a un mecanismo de válvula, permitiendo la entrada de aire y dificultando su salida. En otras ocasiones el cuerpo extraño migra de un lóbulo a otro provocando atelectasia cambiante. La atelectasia masiva ocurre si la obstrucción bronquial es completa especialmente la producida por cuerpo extraño de origen vegetal debido a que estos aumentan de tamaño al absorber agua. La atelectasia aireada se produce por entrada y salida parcial de aire, en tanto la hiperinsuflación y atelectasia en el mismo campo pulmonar se debe a un mecanismo de válvula y obstrucción bronquial respectivamente. El cuerpo extraño induce hipersecreción bronquial y posteriormente la sobreinfección puede producir neumonía. (Cuerpo extraño en la vía aérea en pediatría. Neumología pediátrica 2015; Pag 107)

**Fases de la aspiración por cuerpo extraño:**
**Episodio inicial:** Episodio de tos violenta y súbita, asfixia, atragantamiento, náuseas, cianosis, la presencia de moco y secreciones puede dificultar la salida del cuerpo extraño, la fuerza del aire generada por la tos en niños pequeños es insuficiente para desobstruir la vía aérea. (Cuerpo extraño en la vía aérea en la edad pediátrica. Rev. ORL, 2018 9,1; Pag: 37)

**Intervalo asintomático o silente:** Tiene una duración que varía de minutos, días o meses dependiendo del tamaño, tipo de material y localización, en esta fase existe una fatiga de los reflejos y desaparecen los síntomas irritativos inmediatos, este periodo justifica el retraso y los posibles errores de diagnóstico. (Cuerpo extraño en la vía aérea en la edad pediátrica. Rev. ORL, 2018 9,1; Pag: 37)

**Complicaciones:** Esta fase es consecuencia de la inflamación e infección como reacción ante el cuerpo extraño que ha permanecido por largo tiempo en la vía aérea.  Puede manifestarse con fiebre, tos crónica, hemoptisis, neumonía, bronquiectasias, hemotórax, abscesos, atelectasias o mediastinitis. (Cuerpo extraño en la vía aérea en la edad pediátrica. Rev. ORL, 2018 9,1; Pag: 37)

**Cuadro Clínico**
La presentación del cuadro clínico de obstrucción de vía aérea superior es variable de presentación clínica y gravedad, depende si el evento fue presenciado, la edad del niño, el tipo de objeto aspirado, el tiempo transcurrido desde el evento y la localización del cuerpo extraño. La presentación y el diagnostico en las primeras 24 horas de la aspiración ocurre aproximadamente en el 50-75% de los casos. (Cuerpos extraños en vías aéreas. Archivos de medicina, MedPub Journal 2013, Volumen 9 N°2:1; Pag: 3)

El signo más frecuente es la tos persistente (90-95%), seguida de la dificultad respiratoria, fiebre, estridor, tiraje intercostal, disfonía, hemoptisis y cianosis. La patología respiratoria grave puede presentarse de forma progresiva, dando tiempo al personal de salud de detectar los síntomas y poder intervenir inmediatamente, una herramienta útil que permite hacer una valoración inicial del paciente grave es el triángulo de la evaluación pediátrica (TEP) que valora tres elementos fundamentales: apariencia o estado general, respiración y circulación cutánea. Puede realizarse visualmente en 30 a 60 segundos y nos permite conocer donde se produce la patología que puede poner en riesgo la vida del paciente. https://www.pediatriaintegral.es/publicacion-2019-01/obstruccion-aguda-de-la-via-respiratoria-superior/

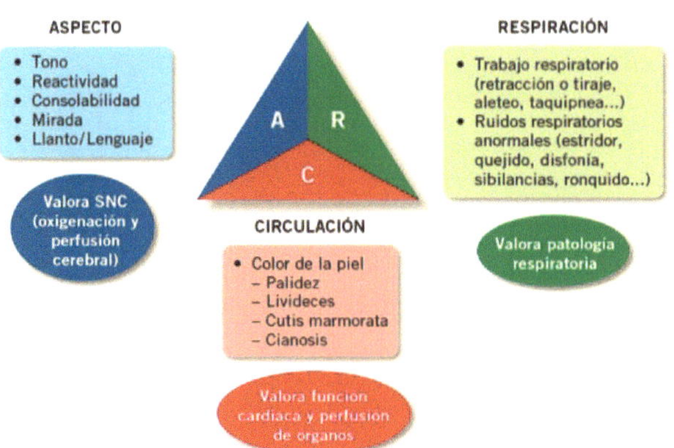


Figura N°2 Triángulo de evaluación pediátrica (TEP) https://
www.pediatriaintegral.es/publicacion-2019-01/obstruccion-aguda-de-la-via-
respiratoria-superior/

| A: Apariencia | R: Respiración | C: Circulación | Localización de la patología |
| --- | --- | --- | --- |
| Anormal | Normal | Normal | Disfunción cerebral primaria |
| Normal | Anormal | Normal | Dificultad respiratoria |
| Anormal | Anormal | Normal | Fallo respiratorio |
| Normal | Normal | Anormal | *Shock* compensado |
| Anormal | Normal | Anormal | *Shock* descompensado |
| Anormal | Anormal | Anormal | Parada cardiorrespiratoria |

Tabla N°3 Interpretación del triángulo de evaluación pediátrica (TEP) https://
www.pediatriaintegral.es/publicacion-2019-01/obstruccion-aguda-de-la-via-
respiratoria-superior/

En niños mayores, adolescentes y adultos podemos observar el signo universal de la asfixia: ambas manos en el cuello, inmovilidad, facie angustiada, boca abierta e incapacidad para hablar o gritar. La tos violenta puede hacer que el objeto sea expulsado al exterior solucionando el problema, pero también puede ocurrir que el cuerpo extraño se aloje en alguna parte del trayecto de la vía aérea provocando una obstrucción parcial o total pudiendo llevar al paciente a un paro respiratorio y posteriormente la muerte, también puede ocurrir que el objeto logre pasar parte del trayecto de la vía aérea para situarse a nivel más distal mejorando transitoriamente la insuficiencia respiratoria provocada por la obstrucción. (Cuerpos extraños en la vía respiratoria. Protocolos diagnósticos – terapéuticos de urgencias pediátricas SEUP – AEP; Pag: 2)

El cuerpo extraño alojado a nivel de las fosas nasales van a provocar obstrucción nasal, estornudos, malestar leve y raramente dolor, en ocasiones puede pasar desapercibido y dar síntomas tardíos como: secreción fétida y obstrucción nasal unilateral, en estos casos es conveniente realizar la extracción lo antes posible con el objeto de minimizar el peligro de aspiración y evitar la posible necrosis tisular local. (Cuerpos extraños en la vía respiratoria. Protocolos diagnósticos – terapéuticos de urgencias pediátricas SEUP – AEP; Pag: 1)

| Laringe | Tráquea | Bronquios |
|---|---|---|
| Dificultad respiratoria, estridor inspiratorio, afonía y odinofagia. | Dificultad respiratoria, estridor inspiratorio y espiratorio, un ruido característico es el ruido en bandera que es el sonido de la vibración del cuerpo extraño al paso del aire | Es la localización más frecuente (80%) sobre todo en el bronquio principal derecho. El paciente puede permanecer asintomático por un periodo de tiempo variable de días, meses o incluso años. |

Tabla N°4 Síntomas según localización del cuerpo extraño en vía aérea https://www.pediatriaintegral.es/publicacion-2019-01/obstruccion-aguda-de-la-via-respiratoria-superior/

**Diagnóstico**

La clave en el diagnóstico del cuerpo extraño en el tracto aerodigestivo es mediante una completa y detallada anamnesis, un evento de atoramiento presenciado por otra persona (usualmente los padres u otros adultos) definido como un cuadro de inicio súbito de tos, disnea o cianosis en un niño previamente sano tiene una sensibilidad de 76-92% para el diagnóstico de cuerpo extraño en la vía aérea, nunca debe ser subestimada esta información aún en ausencia de síntomas respiratorios. (Cuerpos extraños en vías aéreas. Archivos de medicina, MedPub Journal 2013, Volumen 9 N°2:1; Pag: 3)

Pero ante la ausencia de testigos la aparición de disnea súbita y/o tos paroxística son altamente indicativas, en el caso de historia de larga data de neumonías a repetición, atelectasias persistentes, tos de difícil manejo en niños siempre se debe plantear como diagnóstico diferencial la presencia de algún cuerpo extraño en vía aérea. (Revista médica clínica Condes – 2011; Pag 290)

Existen tres signos altamente sugestivos de un cuerpo extraño traqueal que son:
Palmada audible: se detecta escuchando de cerca al paciente mientras inspira o tose con la boca abierta, oyéndose el golpe del cuerpo extraño contra las paredes de la tráquea. (Cuerpos extraños en vías aéreas. Archivos de medicina, MedPub Journal 2013, Volumen 9 N°2:1; Pag: 3)

**Golpe Palpable:** es el equivalente al frémito táctil de los soplos cardiacos en el que al colocar un dedo sobre la tráquea se siente el golpe del cuerpo extraño al moverse dentro de la misma. (Cuerpos extraños en vías aéreas. Archivos de medicina, MedPub Journal 2013, Volumen 9 N°2:1; Pag: 3)

**Sibilancia Asmatoide:** es una sibilancia audible directamente o con el fonendoscopio a nivel de la tráquea y que casi no se detecta en el tórax. (Cuerpos extraños en vías aéreas. Archivos de medicina, MedPub Journal 2013, Volumen 9 N°2:1; Pag: 3)

El examen físico y radiológico puede resultar en algunas ocasiones normal después que el episodio crítico ha pasado, por lo tanto no se debe descartar la probabilidad de cuerpo extraño si se tiene el antecedente de haber ingerido determinado objeto sea este orgánico o inorgánico.

A la inspección se puede evidenciar disminución de la expansibilidad de un hemitórax, dificultad o esfuerzo respiratorio y cianosis central o periférica.

A la auscultación el hallazgo más frecuente es la disminución de murmullo vesicular, sibilancias, crepitaciones unilaterales, la exploración física tiene una alta especificidad, sin embargo un 10 % de los casos se presentan de forma normal y no nos hace sospechar de la existencia de cuerpo extraño por lo que se debe hacer una anamnesis y examen físico   detallado.   https:// revistamedica.com/obstruccion-via-aerea-cuerpo-extrano/

Las sibilancias en niños no asmáticos y en ausencia de respuesta a tratamiento adecuado   debemos tener una alta sospecha de impactación de cuerpo extraño en vía aérea.

El cuerpo extraño muchas veces tiende a migrar o moverse por lo que se debe auscultar al paciente en repetidas ocasiones. Ocasionalmente un cuerpo extraño en esófago puede ocasionar compresión extrínseca de la tráquea y causar síntomas respiratorios que pueden ser interpretados como un cuerpo extraño en la vía aérea. (Cuerpos extraños en vías aéreas. Archivos de medicina, MedPub Journal 2013, Volumen 9 N°2:1; Pag: 4)

**Diagnóstico por Imágenes**
El estudio por imágenes debe ser considerado una herramienta complementaria al diagnóstico clínico, además del ayudarnos a confirmar el diagnóstico, nos permitirá conocer el sitio de alojamiento del cuerpo extraño ya sea en vía aérea o esófago, el estudio que con mayor frecuencia se utiliza es una Radiografía PA o AP y Lateral de tórax, si se sospecha de cuerpo extraño en hipofaringe, laringe o tráquea las proyecciones PA o AP y lateral de cuello serán de mucha ayuda pero esta puede llegar a resultar normal en un 12% a 25% de los casos.

Si la sospecha es alta se debe realizar una fibrobroncoscopía con el fin de confirmar o descartar el diagnóstico, procedimiento considerado Gold standard. (Cuerpo extraño en la vía aérea en pediatría. Neumología pediátrica 2015; 10 (3); Pag: 108)

La hiperinsuflación pulmonar es producida por mecanismo de válvula haciéndose más visible al tomar la radiografía en espiración.

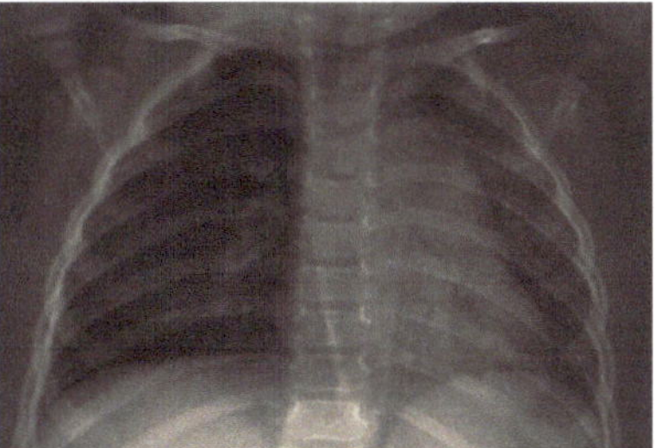

*Figura N°3 Hiperinsuflación pulmonar derecha, paciente de 1 año 3 meses (Cuerpo extraño en la vía aérea en pediatría. Neumología pediátrica 2015; 10 (3); Pag: 108)*

La radioscopia se debe realizar en inspiración y espiración, lo que evidencia el bamboleo mediastínico, durante la inspiración el mediastino se desplaza hacia el lado donde se encuentra el cuerpo extraño, pero en la espiración el mediastino se desplaza hacia el lado opuesto. (Cuerpo extraño en la vía aérea en pediatría. Neumología pediátrica 2015; 10 (3); Pag: 108)

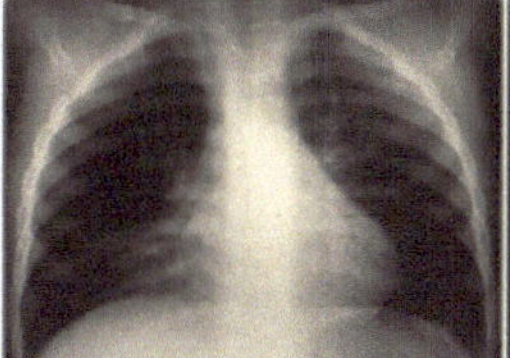

Figura Nº 4A Rx de tórax (inspiración) desviación del mediastino hacia el hemitórax derecho, insuflación pulmonar ipsilateral más atelectasia aireada lóbulo medio (Cuerpo extraño en la vía aérea en pediatría. Neumología pediátrica 2015; 10 (3); Pag: 108)

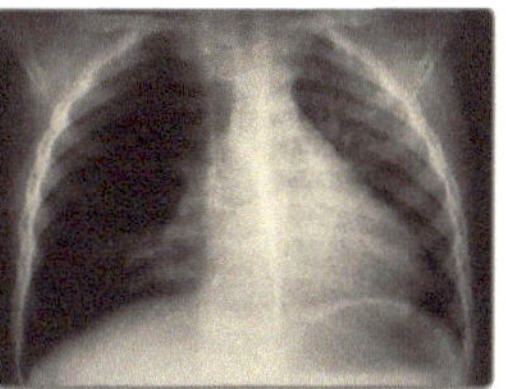

Figura Nº 4B Rx de tórax (espiración) desviación del mediastino hacia el hemitórax izquierdo, insuflación pulmonar derecha más atelectasia aireada lóbulo medio (Cuerpo extraño en la vía aérea en pediatría. Neumología pediátrica 2015; 10 (3); Pag: 108)

Según la ubicación del cuerpo extraño puede existir atelectasia masiva por obstrucción bronquial completa; se describen dos signos patognomónicos de aspiración de cuerpo extraño: la atelectasia e hiperinsuflación en el mismo campo pulmonar  (Figura Nº) y la atelectasia aireada. (Figura Nº5) (Cuerpo extraño en la vía aérea en pediatría. Neumología pediátrica 2015; 10 (3); Pag: 108)

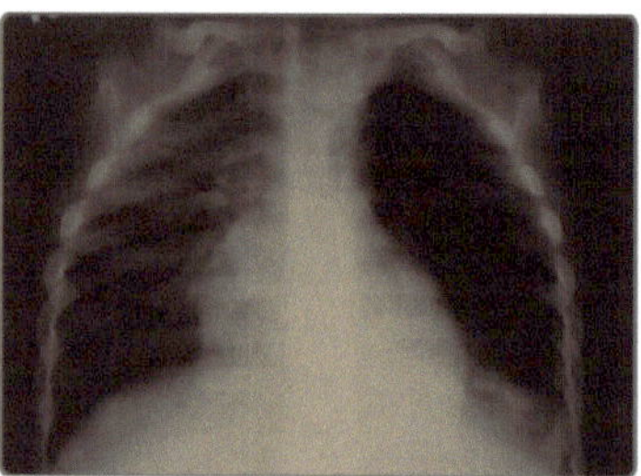

Figura Nº 5 Rx de tórax: insuflación pulmonar izquierda, más atelectasia aireada del lóbulo inferior izquierdo. Paciente de 3 años de edad (tapa de lápiz en bronquio izquierdo)

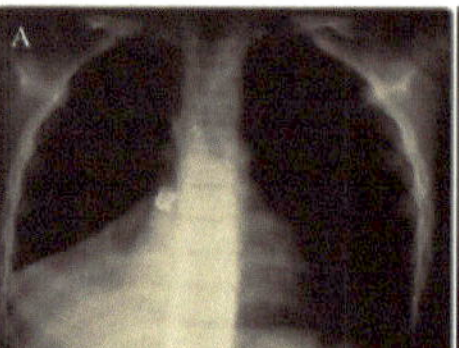

Figura Nº 6A Rx de tórax: objeto radiopaco alojado en bronquio pulmonar derecho acompañado de atelectasia aireada en lóbulo inferior derecho. (Cuerpo extraño en la vía aérea en pediatría. Neumología pediátrica 2015; 10 (3); Pag: 109)

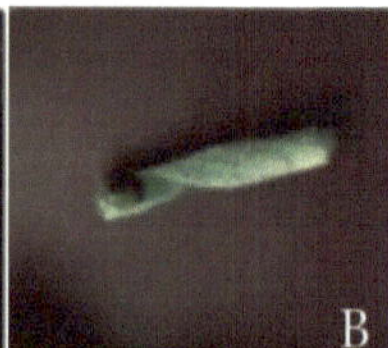

Figura Nº 6B Cuerpo extraño metálico alojado en bronquio pulmonar derecho en un paciente de 3 años de edad. (Cuerpo extraño en la vía aérea en pediatría. Neumología pediátrica 2015; 10 (3); Pag: 109)

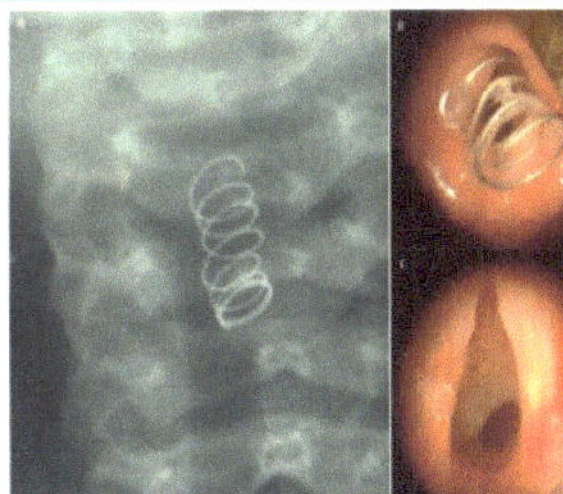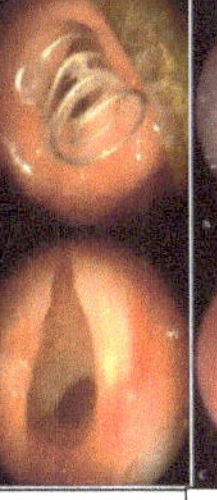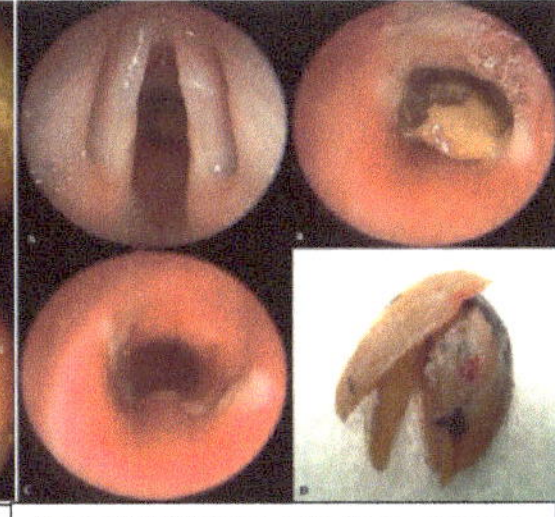

Figura Nº 7 Cuerpo extraño en laringe (Resorte) A Radiografia B imagen endoscópica C imagen endoscópica posextracción: estenosis subglótica (Demora en el diagnóstico de un cuerpo extraño en la vía aérea en los niños. Serie de casos. Archivos de Medicina Pediátrica 2013; 111(3): Pag 70)

Figura Nº 8 Cuerpo extraño en tráquea (semilla de girasol) imagen AyB: Imagen endoscópica C: imagen endoscópica posextracción: edema y fibrina de tráquea D: semilla de girasol (Demora en el diagnóstico de un cuerpo extraño en la vía aérea en los niños. Serie de casos. Archivos de Medicina Pediátrica 2013; 111(3): Pag 71)

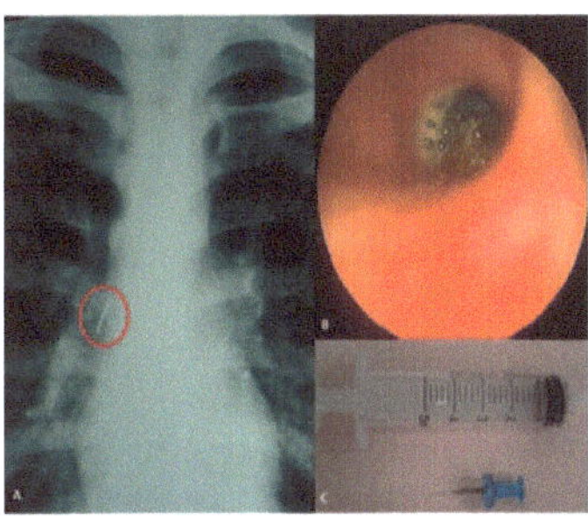

Figura Nº 9 Cuerpo extraño en bronquio A: Radiografía, B: imagen endoscópica, C: Tachuela

(Demora en el diagnóstico de un cuerpo extraño en la vía aérea en los niños. Serie de casos. Archivos de Medicina Pediátrica 2013; 111(3): Pag 71)

|  | Nº | % |
|---|---|---|
| Objeto radiopaco | 31 | 23,3 |
| Hiperinsuflacion pulmonar unilateral | 29 | 21,8 |
| Hiperinsuflacion + atelectasia unilateral | 24 | 18 |
| Atelectasia lobar | 17 | 12,8 |
| Atelectasia pulmonar | 9 | 6,8 |
| Atelectasia aireada | 8 | 6 |
| Neumonía | 1 | 3 |
| Normal | 15 | 11,3 |

*Figura Nº10 Hallazgos Radiológicos (Cuerpo extraño en la vía aérea en pediatría. Neumología pediátrica 2015; 10 (3); Pag: 109)*

La broncoscopía rígida confirma el diagnóstico y es terapéutica de los cuerpos extraños en la vía aérea, en el caso que no se encuentren o existan dudas de su extracción completa se debe practicar la broncoscopía flexible con el objeto de visualizar bronquios segmentarios y los lóbulos superiores. (Cuerpo extraño en la vía aérea en pediatría. Neumología pediátrica 2015; 10 (3); Pag: 109)

| |
|---|
| Complicaciones Mayores |
| Muerte |
| Neumotórax, Neumomediastino |
| Hemorragia pulmonar, hemoptisis |
| Fallo respiratorio, obstrucción de la vía aérea |
| Estenosis bronquial |
| Laceración traqueal |
| Edema de glotis |
| Complicaciones Menores |
| Desaturación |
| Bradicardia, taquicardia |
| Laringoespasmo o broncoespasmo transitorios |
| Complicaciones anestésicas |

*Tabla Nº 5 Complicaciones en la realización de la broncoscopia en pacientes pediátricos (Cuerpo extraño en la vía aérea en la edad pediátrica. Rev. ORL, 2018 9,1; Pag: 39)*

TC Torácica: está indicada en pacientes asintomáticos o sintomáticos pero estables dentro de su contexto y que tienen una radiografía de tórax dudosa con alta sospecha de aspiración de cuerpo extraño o hay muchas dudas con un desacuerdo entre la clínica y los resultados radiológicos. (Ingesta-aspiración de cuerpo extraño. Protocolos diagnósticos y terapéuticos en urgencias de pediatría. Sociedad española de Urgencias de Pediatría (SEUP), ed. Tercera, 2019; Pag: 5)

**Diagnóstico Diferencial**
Si hay sospecha de que la localización se encuentra en laringe debemos realizar un diagnóstico diferencial con el crup laríngeo, traumatismos laríngeos, malformación congénita, tumores, epiglotitis y enfermedad granulomatosa. (Cuerpos extraños en la vía respiratoria. Protocolos diagnósticos – terapéuticos de urgencias pediátricas SEUP – AEP; Pag: 68)

Si tenemos sospecha de que el cuerpo extraño se encuentra alojado en el árbol traqueobronquial debemos realizar el diagnóstico diferencial con el asma, traqueobronquitis, neumonía, traqueomalacia, broncomalacia, malformaciones congénitas, tumores, enfermedad granulomatosa y tos psicógena. (Cuerpos extraños en la vía respiratoria. Protocolos diagnósticos – terapéuticos de urgencias pediátricas SEUP – AEP; Pag: 68)

**Tratamiento**
Debemos recordar que la glotis en los niños es de pequeño calibre y se edematiza rápidamente, por lo que se debe extraer inmediatamente el cuerpo extraño alojado en vía aérea y también se debe tomar en cuenta la encefalopatía hipóxica si el tratamiento no se realiza de forma adecuada y oportuna.

Si el cuerpo extraño se encuentra alojado en la laringe la extracción se deberá realizar mediante pinzas a través de laringoscopia directa, pero si el cuerpo extraño se ubica en bronquios se debe proceder a su extracción mediante broncoscopía rígida realizada por médicos con experiencia por la dificultad técnica y el riesgo que implica, debido a que el cuerpo extraño puede soltarse accidentalmente y penetrar en otro bronquio o producir obstrucción aguda de la tráquea o laringe. El broncoscopio flexible se utiliza eventualmente para identificar y localizar el cuerpo extraño y posterior a la extracción para revisar la vía aérea nuevamente y comprobar que no existan otros objetos alojados más distalmente. (Cuerpo extraño en la vía aérea en pediatría. Neumología pediátrica 2015; 10 (3); Pag: 109)

Si el cuerpo extraño se encuentra en vía aérea superior se produce asfixia aguda, debiendo ser tratada oportunamente mediante maniobra de Heimlich. (Cuerpo extraño en la vía aérea en pediatría. Neumología pediátrica 2015; 10 (3); Pag: 109)

La maniobra de Heimlich consiste en la colocar al paciente de pie e inclinado hacia adelante  y el reanimador colocarse por detrás colocando sus manos en la parte superior del abdomen formando con una mano un puño y con la otra mano va a agarra el puño presionando constantemente hacia atrás y arriba a nivel de la línea media entre el ombligo y lejos del apéndice xifoides con la finalidad de que el objeto que provoca la asfixia sea expulsado al realizar la maniobra. En pacientes obesos o en embarazadas las manos del reanimador se colocarán debajo de las axilas y rodeando el pecho de la víctima, la compresión se realizará colocando el puño en medio del esternón y presionando hacia atrás, esta maniobra  se puede realizar las veces que sean necesarias hasta que el objeto sea expulsado en su totalidad o hasta que el paciente quede inconsciente e inmediatamente comenzar las maniobras de RCP.

En lactantes la extracción manual del objeto solo se realizará si este es fácil de ver y de extraerse, nunca se debe realizar un barrido digital a ciegas debido a que existe un riesgo muy importante de empujar el objeto más distal a lo que se encontraba provocando una impactación y obstrucción completa de la vía aérea, debemos iniciar la maniobra de desobstrucción colocando al lactante en decúbito prono apoyándolo sobre el antebrazo y con la otra mano se lo sujeta firmemente a nivel de la mandíbula y procurando no colocar las manos del reanimador en las partes blandas a nivel del cuello del lactante para evitar obstrucción al presionar los tejidos blandos y se procede a realizar 5 golpes interescapulares con el talón de la mano luego se coloca el lactante en la otra mano en decúbito supino y realizamos 5 compresiones torácicas hasta verificar que el objeto se desaloje de la vía aérea, sea expulsado y el lactante comience a respirar espontáneamente.

En los niños mayores si estos tosen de forma efectiva hay que continuar indicado al paciente que continúe tosiendo hasta lograr que el objeto sea expulsado.

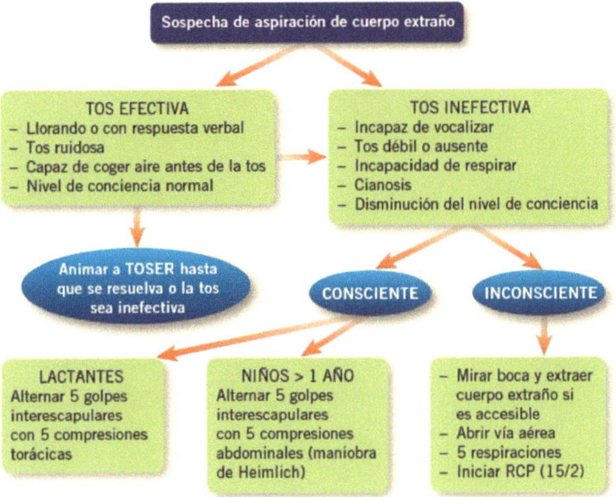


*Figura N°11 Algoritmo de maniobras de desobstrucción de vía aérea por aspiración de cuerpo extraño en pacientes pediátricos https:// www.pediatriaintegral.es/publicacion-2019-01/obstruccion-aguda-de-la-via-respiratoria-superior/*

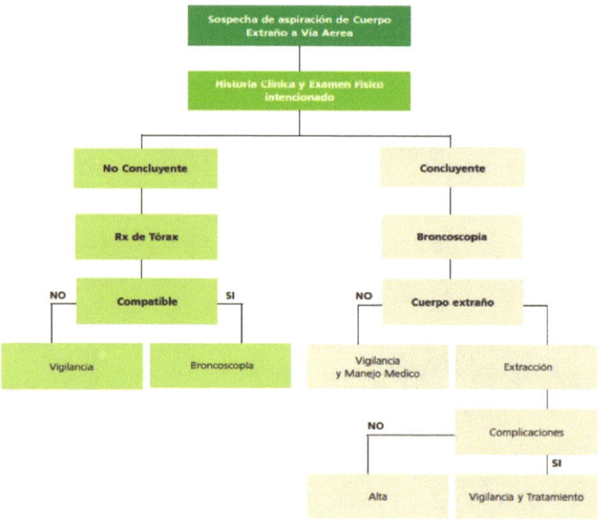


*Figura Nº12 Diagrama de flujo (Cuerpos extraños en vías aéreas. Archivos de medicina, MedPub Journal 2013, Volumen 9 Nº2:1; Pag: 6)*

1. Dr. Cabezas L. Dra Kuroiwa M. Cuerpos extraños en la vía aérea. Revista médica clínica Condes – 2011; 22(3) 289-292.

2. Dr. Rodríguez H. Dra Cuestas G. Dr Botto H. Dra Nieto M. Dr. Cocciaglia A. Dr. Passali D. Dr. Gregory D. Demora en el diagnóstico de un cuerpo extraño en la vía aérea en los niños. Serie de casos. Archivos de Medicina Pediátrica 2013; 111(3):e69-e73. http://dx.doi.org/10.5546/aap.2013.e69

3. https://revistamedica.com/obstruccion-via-aerea-cuerpo-extrano/

4. Dr Moggiolo J. Dra. Rubilar L. Dr Girardi B. Cuerpo extraño en la vía aérea en pediatría. Neumología pediátrica 2015; 10 (3): 106-110.

5. http://www.neumologia-pediatrica.cl

6. Gonzales M. Ruis C. Chamorro R. Ortega M. Gutierrez J. Cuerpo extraño en la vía aérea en la edad pediátrica. Rev. ORL, 2018 9,1, pp 35-40.

7. DOI: https://doi.org/10.14201/orl.15838

8. Yanowsky G. Aguirre O. Rodríguez E. Trujillo S. Orozco J. Gutiérrez A. Pérez J. Cuerpos extraños en vías aéreas. Archivos de medicina, MedPub Journal 2013, Volumen 9 N°2:1; pp 1-7.

9. http://www.imedpub.com/

10. https://www.pediatriaintegral.es/publicacion-2019-01/obstruccion-aguda-de-la-via-respiratoria-superior/

11. Korta Murua J. Sardón Prado O. Cuerpos extraños en la vía respiratoria. Protocolos diagnósticos – terapéuticos de urgencias pediátricas SEUP – AEP (Asociación española de Pediatría) pp 65-73

12. Dra. Lobeiras Tuñón A. Ingesta-aspiración de cuerpo extraño. Protocolos diagnósticos y terapéuticos en urgencias de pediatría. Sociedad española de Urgencias de Pediatría (SEUP), ed. Tercera, 2019

13. Silva Higuero N. Borrego Sánz E. Garcia Ruano A. Obstrucción aguda de la vía respiratoria superior. Pediatría integral, programa de formación continuada en pediatría extrahospitalaria. Volumen XXIII. Número 1, 2019. pp 25-27

# CAPÍTULO 17

**Giovanny Marcelo Recalde Zurita**
*Traqueostomía*

**Introducción**
**Definiciones y clasificación**

El término traqueotomía, coniotomía o cricotirotomía deriva del griego que significa abrir la tráquea, este término hace referencia a la realización de la apertura de la membrana cricotiroidea, abriendo subglotis, no tráquea, por lo que este término debe utilizarse en lugar de traqueotomía.

El término Traqueostomia, cricotiroideostomia o coniostomia hace referencia a la técnica quirúrgica que comunica la tráquea con el medio ambiente, a través de un puente de piel o tráquea. Es una operación electiva en la cual se realiza un ostoma o abertura durante un tiempo parcial o definitivo según la necesidad. El término cricotiroidotomía más bien hace referencia al lugar donde se realiza la técnica quirúrgica, muy popular y usada por los soldados en frente de batalla. (Estévez, Ulbio, Encalada, 2002)

Existen dos tipos de traqueostomía la una quirúrgica y la percutánea, la primera consiste en la disección de los tejidos pretraqueales mas la colocación de una cánula de traqueostomía bajo visión directa de la tráquea y la segunda consiste en la colocación de una cánula traqueal por disección roma de los tejidos pretraqueales usando una guía.

**Las hay también, Electivas:** para pacientes que estarán intubados por más de 48horas tales como los que serán sometidos a cirugías de cabeza, cuello, tórax y patologías cardiacas.

**Emergentes:** pacientes con insuficiencia respiratoria por hipoventilación alveolar por obstrucción de la vía aérea superior. (Coronel, 2019).

Existen otras alternativas para asegurar la vía aérea dependiendo de la condición del paciente como lo es la intubación endotraqueal, la cual altera temporalmente la fisiología laríngea ocasionada por el balón inflable especialmente aquellas que persisten por más de 10 días, presentándose entre 1% y 19% de complicaciones a largo plazo especialmente la estenosis laringotraqueal y un 94% de daño histológico. (Celedón, Walker, Naser, Neumann, Nazar, 2007).

La traqueotomía es un procedimiento realizado a la cabecera de la cama del paciente que requiere un pequeño campo quirúrgico y evita la necesidad de un quirófano. Fue popularizada en la década de los 90 como una técnica mínimamente invasiva que requiere una pequeña incisión cutánea. Los médicos de la UCI pueden realizar de forma inmediata una traqueotomía con fines ventilatorios, con ventajas y de coste menor.

**Antecedentes Históricos**

Es una técnica muy antigua ya que se la menciona en algunos Papiros Egipcios que datan desde los 3.600 años antes de Cristo. Galeno informa sobre su realización en el siglo II antes de Cristo. Fabricius en el siglo XIII quien fue el que populariza esta técnica, fue tomado como un charlatán y como una deshonra de la Cirugía. Esta técnica fue realizada por primera vez con éxito por el médico Italiano Antonio Musa Prasolava en el siglo XV a un paciente con un absceso en la tráquea, fue en 1825 cuando Pierre Fidele Bretonneau, médico francés quien logró la primera traqueotomía después de dos intentos fallidos en humanos y uno positivo en perros, con el fin de resolver la urgencia respiratoria que representaba la falta de aire por la difteria. Trousseau en 1833 fue el primero en indicarlas para el cáncer de laringe. Krishaber en 1850 creó una canula para realizar la traqueostomia, la cual es la que se conoce hasta la actualidad. En el siglo XX, Jakson en 1921 demostró que observando los cuidados de la cánula y un adecuado manejo de la asepsia y limpieza disminuyeron la mortalidad. En 1943 Galloway usó el tratamiento para pacientes con poliomielitis que sufrían parálisis secundaria ya que con esta técnica se podía asistir la ventilación y aspirar secreciones. El uso una cánula para mantener la comunicación con el exterior al momento actual fue introducida por Fabricio de Aqua Pendente. (Estévez, Ulbio, Encalada, 2002).

Seldinger en 1953 describio la técnica de cateterización vascular con guía percutánea, Sheldon y col en 1955 se adaptó la primera traqueostomia percutánea moderna. Ciaglia en 1985 estandariza esta nueva técnica. (Celedón, Walker, Naser, Neumann, Nazar, 2007).

**Recuento Anatómico**

El área del procedimiento a realizar consta del manubrio esternal y los cartílagos tiroides y cricoides las cuales son palpables. El cartílago cricoides, un anillo de sello que se encuentra debajo del cartílago tiroides se lo puede encontrar fácilmente usando como referencia el manubrio esternal o la horquilla tiroidea, la membrana cricotiroidea se localiza entre los cartílagos tiroides y cricoides y se la puede palpar como una ligera hendidura en la piel inferior a la prominencia laríngea.

El músculo cricotiroideo emerge de la superficie anterior del cricoides y se dirige superior, posterior y lateralmente para insertarse lateralmente en la superficie del cartílago tiroides, luego rota anteriormente por el cartílago tiroides y alarga las cuerdas vocales.

En la superficie interna del cartílago tiroides se inserta el musculo vocal el cual va hacia atrás y hacia arriba para luego insertarse en la aritenoides.

El triángulo de traqueostomía de Chevalier Jackson es una estructura anatómica que nos sirve de referencia la cual a ambos lados se deben identifican los bordes anteriores de los músculos esternocleidomastoideos, los cuales se dirigen oblicuamente hacia abajo y hacia adentro, desde el vértice de la apófisis mastoides hasta la orquilla esternal, las cuales constituyen los dos lados de este triángulo de vértice inferior. La línea que divide al triangulo en dos es la zona de seguridad para realizar de la incisión de la traqueotomía, que nunca debe alcanzar el cartílago cricoides, mientras que los lados del triángulo representan las zonas de peligro, que deben ser protegidas, porque debajo de los músculos esternocleidomastoideos se encuentra el grueso paquete vásculonervioso del cuello, con la arteria carótida y la vena yugular, a cada lado. (Díaz, 2016)

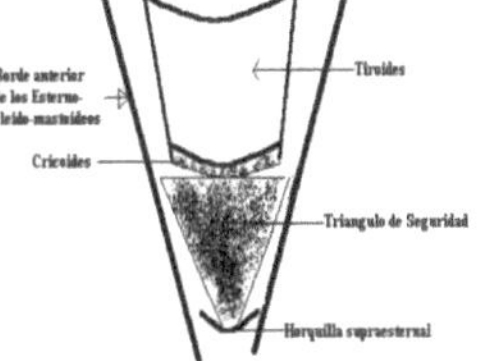


Díaz, A. (2016, 8 de agosto). TRAQUEOTOMIA EN UCI. TECNICA *QUIRURGICA*. UCIPERU. Pag 55. http://uciperu.com/uciperu_archivos/ traqueotomiaenuci.pdf

Las arterias cricotiroideas derecha e izquierda recorren la parte superior y se anastomosan cerca de la línea media. La arteria braquiocefalica cruza de izquierda a derecha anteriormente a la traquea detrás del esternón.

Las venas tiroideas inferiores y los nervios laríngeos recurrentes son estructuras paratraqueales las cuales pueden lesionarse si la disección procede de la línea media, al igual que los grandes vasos si la disección se lateraliza. La glándula tiroides está presente en la parte anterior de la traquea, la cual presenta dos lóbulos, su istmo está a nivel del 2° y 4° anillo traqueal. (Pantoja, Mora, Blasco)

### Indicaciones

Hay tres indicaciones para la traqueotomía las cuales son librar una obstrucción de la vía aérea superior y reducción del espacio muerto para facilitar el destete ventilatorio por: anomalías congénitas (hipoplasia laríngea, redes vasculares), patología supraglotica o glótica (infecciones, neoplasias, parálisis de cuerdas vocales, etc), traumatismo cervicales (lesiones en cartílagos tiroides, cricoides o en vasos), enfisema subcutáneo en cara, cuello o tórax, fracturas faciales o mandibulares, edemas (quemaduras) para asistencia respiratoria, ventilación mecánica prolongada, protección y acceso a la vía aérea para remover secreciones y mejor manejo de secreciones del tracto respiratorio inferior. La única indicación verdadera en emergencia es el trauma cerrado del cuello con fractura del cartílago tiroides o cricoides para asegurar la vía aérea con mayor rapidez y menos riesgos de complicaciones. (Pantoja, Mora, Blasco), (Raimondi, 2017)

### Contraindicaciones

En la actualidad no hay contraindicaciones absolutas que eviten el proceso quirúrgico sin embargo se detallan algunas contraindicaciones relativas como: trastornos de coagulación plaquetas <40,000/mm3, tiempo de sangrado> 10 minutos, tiempo de protrombina o tiempo parcial de tromboplastina 1,5 veces mayor al control, cuello corto (circunferencia mayor de 46 cm y distancia entre el cartílago cricoides y la horquilla esternal menor de 2.5cm), obesidad, tiroides agrandados, infección de partes blandas del cuello, cáncer local, antecedentes de cirugías anteriores, radioterapia previa en región cervical, vasos pulsátiles en la región de incisión, incapacidad de movilidad cervical. Estas contraindicaciones pueden ser realizadas por un profesional con experiencia teniendo en cuenta todo el riesgo beneficio. (Raimondi, 2017).

**Complicaciones**
**Inmediatas**
- Lesión laringea
- Lesión traqueal (traqueomalacia, dilatacion traqueal, estenosis traqueal, etc)
- Estenosis glotica y subglotica
- Parálisis de cuerdas vocales,
- Enfisema subcutáneo,
- Neumotórax
- Neumomediastino
- Atelectasia
- Hemorragia
- Hematoma

**A largo plazo**
- Obstrucción del tubo
- Daño, cicatrización o estrechamiento de la tráquea
- Infecciones
- Fístula traqueoesofágica
- Fístula traqueoinominada
- Infección alrededor de la traqueostomía o infección en la tráquea y los bronquios (traqueobronquitis), etc. ( Mehmet, Çömlekçi, Süren, Bülbül, Aldemir, 2014)

**Técnica Quirúrgica**
**El Personal Médico Consta:**
- Cirujano (realiza el procedimiento).
- Ayudante.
- Responsable de vía aérea, monitorización y manipulación del broncoscopio (suele contar con ayudante).
- Circulante.

**Equipo a utilizar:**
- Laringoscopio, broncoscopio (recomendado pero opcional).
- Aspirador y sondas estériles para aspiración de cavidad oral y tráquea.
- Equipo de protección (bata estéril, gorro, cubrebocas, guantes quirúrgicos).

- Equipo para asepsia y antisepsia (gasas, solución antiséptica, campos estériles y/o sabana hendida estéril).
- Lidocaína simple o con epinefrina asi como jeringas y agujas hipodérmicas para infiltrar.
- Set de traqueostomía percutânea (existen varios equipos, según la marca pueden presentar algunas diferencias técnicas).
- Cánula de traqueostomía del mismo calibre del tubo orotraqueal que tenga colocado el paciente.
- Jalea lubricante estéril o en su defecto, solución estéril.
- Hoja y mango de bisturí, pinzas mosquito.
- Suturas para fijar la cánula.

### Técnica Quirúrgica Tradicional.

- **Incisión horizontal:** se debe localizar y reconocer la anatomía, así como las estructuras laríngeas y traqueales mediante palpación, luego se fija la laringe con los dedos 1o y 3o de la mano izquierda y se palpa con el índice de la otra mano el cartílago tiroides reconociendo su escotadura, el espacio cricotiroideo, el cricoides y los primeros anillos traqueales. Después se realiza a la incisión horizontal de aproximadamente 1 cm debajo del cartílago cricoides, tomando como referencias laterales los dos bordes anteriores de los músculos esternocleidomastoideos.
- **Incisión vertical:** permite una exposición más rápida de las estructuras y se puede llegar a la tráquea por los espacios sin vasculatura, luego de realizar la incisión horizontal, se procede con la incisión del tejido celular subcutáneo, con disección superior e inferior hasta exponer los músculos esternohioideos, luego se identifica la línea alba y venas yugulares anteriores para seccionar de forma vertical el rafe medio que es la zona avascular y disección de musculatura prelaríngea sin desplazar la tráquea de la línea media. Se debe realizar hemostasia con electrocoagulación o hemostasia con compresas y ligadura de venas yugulares anteriores, se expone el arco del cartílago cricoides, istmo de glándula tiroidea y plano anterior traqueal. La apertura de la tráquea conlleva a la expulsión de secreciones y aspiración de sangre. La incisión traqueal deberá realizarse entre el 2o, 3o y 4o anillos traqueales, se debe elegir aquella que lesione el mínimo cartílago posible y que facilite los cambios de cánula, evitando los decúbitos tanto superiores como inferiores. Posteriormente se fija la estoma traqueal asegurando la accesibilidad en los cambios de cánula. Finalmente se procede a la introducción de la cánula o tubo de anestesia con inflado del balón, hemostasia y cierre de la herida. (Coronel, 2019).

## Técnica Percutánea

En la UCI la técnica a utilizar de preferencia es la traqueostomía percutánea (TP), por tratarse de una técnica alternativa a la traqueotomía quirúrgica, mínimamente invasiva, y que se la realiza en la cama de paciente crítico. Esta técnica fue estandarizada en 1985 por Ciaglia y actualmente hay varios estudios que la han validado como equivalente superior a la técnica abierta. Se coloca al paciente con cuello extendido, se realiza una pequeña incisión en la piel de 1,5 a 2 cm, se realiza disección hasta la tráquea; el tubo endotraqueal se retira a una posición por encima del espacio traqueal a penetrar. Se estabiliza la tráquea con una mano y se introduce una aguja entre segundo y terceros anillos traqueales dentro de la cual se pasa un alambre guía con punta en forma de "J" que se avanza a través de la aguja hacia la carina y entonces se retira la aguja. Posteriormente se usa un dilatador pequeño rígido que debe pasar inicialmente sobre el alambre para dilatar la apertura traqueal (técnica de Seldinger). Un dilatador curvo se inserta con un movimiento en forma de arco para hacer la dilatación progresiva en un solo paso. Por último, se inserta la cánula de traqueotomía sobre el conjunto de catéter guía y alambre en J. (Coronel, 2019).

La TP es un procedimiento seguro y rentable en pacientes críticamente enfermos en UCI. El método de dilatación única es un método de cabecera incluso más rápido que el método de dilatación progresiva. Antes de realizar el procedimiento el paciente debe estar previamente sedado y relajado. Los pacientes en la UCI a menudo tienen disfunción orgánica múltiple, causando alteraciones en los efectos de las drogas y el metabolismo.

Las alteraciones en el manejo de medicamentos sedantes pueden hacerlos vulnerables a la conciencia durante la TP. Hasta el 40% de los pacientes en la UCI informan algo de conciencia mientras reciben medicamentos bloqueadores del receptor neuromuscular. (Coronel, 2019).

1.Díaz, A. (2016, 8 de agosto). TRAQUEOTOMÍA EN UCI. TÉCNICA QUIRÚRGICA. UCIPERU. http://uciperu.com/uciperu_archivos/traqueotomiaenuci.pdf

2.Pantoja- Hernández, C., Mora- Santos, M., Blasco- Huelva, A. TRAQUEOTOMÍA: INDICACIONES, TÉCNICA Y COMPLICACIONES. INTUBACIÓN. LARINGE Y PATOLOGÍA CÉRVICO-FACIAL. Capítulo 110. Libro virtual de formación en ORL. Hospital Universitario Virgen de la Arrixaca, Murcia. SOCIEDAD ESPAÑOLA DE OTORRINOLARINGOLOGIA Y CIRUGIA DE CABEZA Y CUELLO. https://seorl.net/PDF/Laringe%20arbor%20traqueo-bronquial/110%20-%20TRAQUEOTOM%C3%8DA%20INDICACIONES,%20T%C3%89CNICA%20Y%20COMPLICACIONES.%20INTUBACI%C3%93N.pdf

3.Esteves- Díaz, C., Ulbio- Alcívar, M., Encalada- Salcedo, E. (2002). Traqueotomía y Traqueostomía. Sociedad Ecuatoriana de Cirugia Laparoscopica Guayas. Seccion IV. Miscelaneos. http://www.medicosecuador.com/librosecng/articuloss/miscelaneo/traqueotomia.htm

4.Coronel-Cevallos, J, M., (2019). COMPARACIÓN ENTRE TRAQUEOSTOMÍA TEMPRANA Y TARDÍA EN LOS PACIENTES CRÍTICOS HOSPITALIZADOS EN LA UNIDAD DE CUIDADOS INTENSIVOS DEL HOSPITAL LUIS VERNAZA. FEBRERO 2017 - FEBRERO 2018. http://repositorio.uees.edu.ec/bitstream/123456789/2946/1/CORONEL%20CEVALLOS%20JENNY%20MAGALI.pdf

5.Raimondi, N., Vial, M., Calleja, J., Quintero, A., Cortés, A., Celis, G., Pacheco, Ugarte, C., Anón, J., Hernández, G. ,Vidall, E., Chiappero, G., Ríos, F., Castilleja, F., Matos, A., Rodriguez, E., Antoniazzi, P., Teles, J., Duenas, C., Sinclair, J., Martínez, L., Osten, I., Vergara, J., Jiménez, E., Arroyo, M., Rodriguez, C., Torres, J., Fernandez, S., y Nates, J. (2017). Guías basadas en la evidencia para el uso de traqueostomía en el paciente crítico. Journal of Critical Care. https://www.medintensiva.org/es-pdf-S0210569116302674

6.Celedón, C., Walker,K., Naser, A., Neumann, P., Nazar, R,. (2007). Traqueostomía Abierta vs Traqueostomía Percutánea. Rev. Otorrinolaringol. Cir. Cabeza Cuello; 67: 222-228 https://scielo.conicyt.cl/scielo.php?script=sci_arttext&pid=S0718-48162007000300003

7.Mehmet, D., Çömlekçi, M., Süren, M., Bülbül, M.,Aldemir, T., (2014). Comparación de traqueotomía percutánea precoz y tardía en unidad de cuidados intensivos para adultos. Brazilian Journal of Anesthesiology (Edición en Español). https://reader.elsevier.com/reader/sd/pii/S2255496313001864?token=3FCB992C1630B888CFAA64310C306488117435147A16A6254DB17FE AAAB2240C38E654A364E72E7C0BF5E2417BD50EB2

8.Kevin, A., Bayan, S., Ekbom, D., Kyle S., Ettinger, K., Freeman, W., Karle, W., Kern, R., Lott, D., Siegel, J., (2020, mayo). Traqueotomía. https://www.mayoclinic.org/es-es/tests-procedures/tracheostomy/about/pac-20384673

www.ingramcontent.com/pod-product-compliance
Lightning Source LLC
Chambersburg PA
CBHW040942110726
48006CB00007B/1230